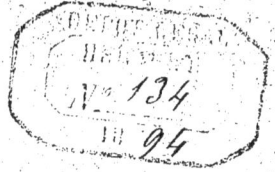

# CONTRIBUTION A L'ÉTUDE

## DE LA

# TUBERCULOSE VÉSICALE

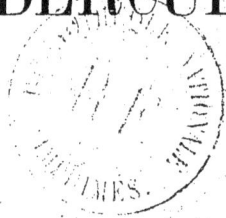

PAR

## Le Dr Aimé BURLOT

Médecin-Inspecteur des Enfants assistés des Bouches-du-Rhône
Médecin-Inspecteur des Enfants secourus temporairement
Médaille de Bronze. Choléra 1884. — Médaille d'Argent. Choléra 1885

MONTPELLIER

TYPOGRAPHIE ET LITHOGRAPHIE CHARLES BOEHM
ÉDITEUR DU NOUVEAU MONTPELLIER MÉDICAL

1894

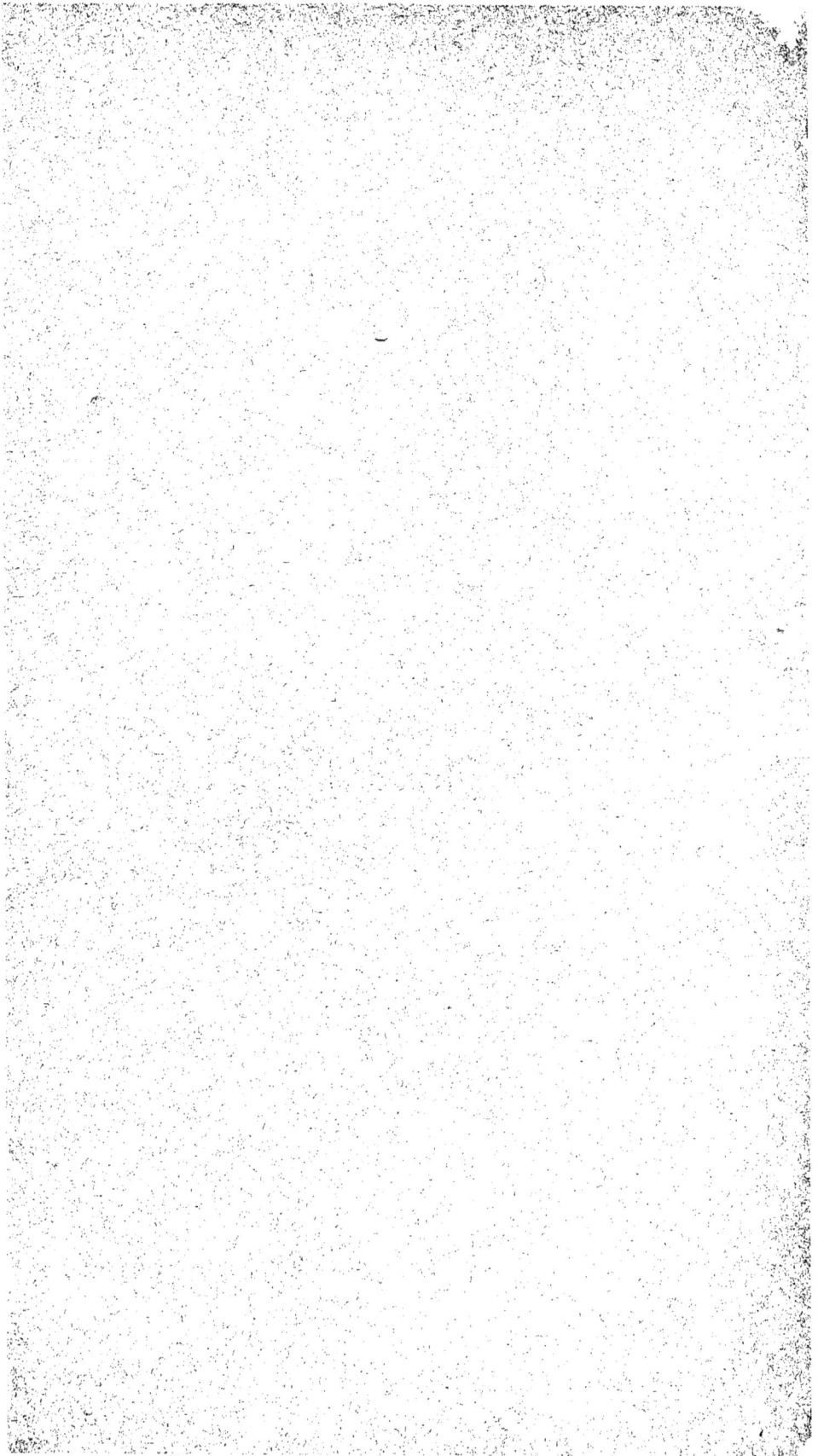

# CONTRIBUTION A L'ÉTUDE

DE LA

# TUBERCULOSE VÉSICALE

PAR

## Le Dr Aimé BURLOT

Médecin-Inspecteur des Enfants assistés des Bouches-du-Rhône
Médecin-Inspecteur des Enfants secourus temporairement
Médaille de Bronze. Choléra 1884. — Médaille d'Argent. Choléra 1885

MONTPELLIER

TYPOGRAPHIE ET LITHOGRAPHIE CHARLES BOEHM

ÉDITEUR DU NOUVEAU MONTPELLIER MÉDICAL

—

1894

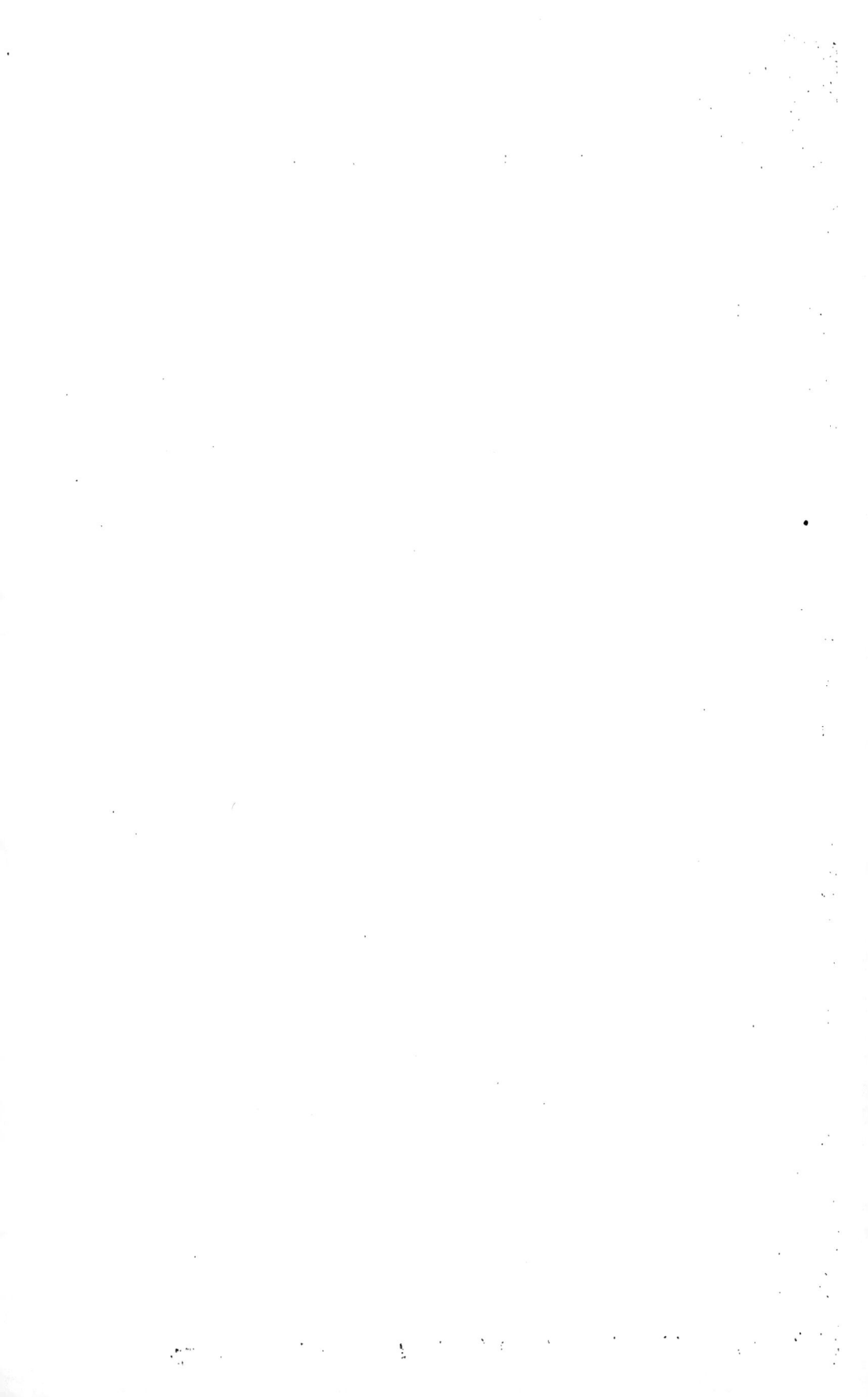

Ayant eu l'occasion d'observer plusieurs cas de cystite tuber-culeuse dans le service de M. le professeur Tédenat, et de constater les heureux résultats des instillations de sublimé corrosif, l'idée nous est venue de consacrer à l'étude de cette affection notre Thèse inaugurale. M le professeur Tédenat nous a non seulement aidé de ses précieux conseils, mais nous a en outre fourni les observations qui sont le fond principal de ce travail.

Que M. le professeur Tédenat veuille bien, en cette circonstance, nous permettre de le remercier d'avoir bien voulu accepter la présidence de notre Thèse, et de toutes les bontés qu'il a eues pour nous. Nous sommes heureux de lui dédier ce modeste travail, faible témoignage de notre profonde reconnaissance.

# CONTRIBUTION A L'ÉTUDE

DE LA

# TUBÉRCULOSE VÉSICALE

---

## INTRODUCTION

La tuberculose de la vessie s'observe fréquemment dans la pratique, et l'on peut dire que chez les adolescents et les adultes les inflammations vésicales sont, dans presque tous les cas, ou blennorrhagiques ou tuberculeuses.

La tuberculose urinaire, ainsi que le dit Guyon, doit être considérée comme une des localisations les plus fréquentes et les plus sérieuses de l'affection tuberculeuse, elle est aussi pleine d'intérêt par les problèmes pathogéniques qu'elle soulève, les difficultés du diagnostic et la délicatesse du traitement.

La nature tuberculeuse de certaines cystites n'a pu être bien reconnue que dès l'instant où se sont établies des notions anatomo-pathologiques précises sur le tubercule ; aussi il est inutile de chercher des documents ayant quelque valeur dans les ouvrages anciens, nous nous en abstiendrons donc ; pourtant nous voulons citer Ambroise Paré, qui dit : « et nous trouvâmes la vessie toute calleuse et pleine de pustules de la grosseur d'un petit pois, et lorsque je les comprimais il en sortait du pus tout blanc tel que celui qui était jeté par les urines pendant la vie. »

Ensuite nous signalerons les travaux anatomo-pathologiques de Bayle (an XI), Laënnec (1819), Larchier (1827), Ammond, de Dresde (1834), Bermont, Montpellier (1837), les traités de Boyer, Cruveillier, Louis, Lancereaux, et, dans une période plus récente les études remarquables sorties de l'hôpital Necker (Tapret, Guebhard, Monod, Hache, Bourcier, Clado), elles sont résumées d'une façon magistrale par M. le professeur Guyon dans ses leçons cliniques. Guyon, entre autres mérites, a eu celui d'étudier avec soin la symptomatologie de la tuberculose vésicale et de bien indiquer les conditions d'une thérapeutique rationnelle et capable, nous pouvons le dire, d'être suivie de bons résultats.

L'observation de cas assez nombreux qui se sont présentés à l'Hôpital-Suburbain de Montpellier, dans le service de M. le professeur Tédenat, nous a permis de contrôler les affirmations de l'éminent chirurgien de l'hôpital Necker, et de faire des remarques intéressantes sur les indications et la valeur des divers procédés thérapeutiques.

Nous nous proposons de résumer l'histoire de la tuberculose vésicale en nous plaçant au point de vue clinique.

---

## ÉTIOLOGIE ET PATHOGÉNIE.

Dans la vessie, comme dans les autres organes, l'apparition des tubercules est en grande partie commandée par la diathèse tuberculeuse ; elle frappe donc de préférence les sujets scrofuleux, lymphatiques, délicats, dans les antécédents familiaux desquels existe souvent une histoire de tuberculose, soit pulmonaire, soit ganglionnaire, osseuse ou articulaire.

Quelquefois la tuberculose vésicale survient chez des phtisiques,mais cette forme est relativement rare si on la compare à celle dans laquelle la première localisation s'est faite dans l'appareil génito-urinaire. Ainsi que le fait remarquer M. Guyon, les accidents vésicaux sont rares chez les phtisiques pulmonaires, mais la localisation primitive sur la vessie n'est pas aussi fréquente que le dit ce chirurgien, puisque presque toujours on trouve en même temps des granulations tuberculeuses ou des nodules en voie de caséification, dans la prostate, les vésicules séminales, l'épididyme et les reins : dans ces cas, on peut à l'autopsie constater dans le poumon des tubercules rares qui avaient été méconnus pendant la vie, d'autres fois ce sont les ganglions bronchiques ou mésentériques qui sont affectés, et il est bien difficile d'affirmer quelle a été la première localisation. Il semble qu'on pourrait conclure du degré des lésions à leur ancienneté, mais on sait qu'une première localisation peut rester pendant un temps parfois très long, somnolente et comme en état d'arrêt évolutif, tandis que des localisations secondaires à celles-là ont une évolution plus rapide ; dans d'autres circonstances, la première localisation apparente se sera faite sur les os et les articulations. Ainsi Heiberg cite 14 cas de cystites tuberculeuses qui paraissaient avoir pour point de départ des ostéites bacillaires, notamment des ostéites du bassin.

L'influence de l'âge est assez marquée, c'est entre 15 et 40 ans que la tuberculose vésicale a sa plus grande fréquence, mais l'enfance et la vieillesse n'en sont pas exemptes ; ainsi, on a noté des cas chez des vieillards de 97 ans (Tapret), 74 ans (Golay), 65 ans (Rosapelly), 66 ans (Jean). Avec M. le professeur Tédenat nous en avons observé un cas chez un homme de 65 ans, ayant des lésions limitées à la prostate, à la vessie, aux uretères, avec deux nodules caséeux dans le rein gauche.

Chez les enfants, Ammond l'a signalée à 3 ans 1/2, West à 4 ans, Foucault à 5 ans, Lannelongue à 10 ans. A l'hôpital de la Charité de Lyon, dans le service de M. le professeur Perroud,

M. Tédenat a fait l'autopsie d'une fillette de 2 ans, dont la vessie présentait un grand nombre de tubercules gris-jaune, disséminés autour des uretères, et une ulcération à bords sinueux et décollés de deux centimètres environ de large, occupant le pourtour de l'orifice de l'urèthre. Il existait des tubercules dans les ganglions mésentériques et sur le péritoine pelvien, les reins et les uretères étaient sains ainsi que les poumons.

Pour ce qui concerne l'influence du sexe, la plupart des auteurs sont d'accord pour admettre que les hommes sont plus souvent atteints que les femmes. Guyon et Guébhard estiment que les deux tiers des tuberculoses vésicales se voient dans le sexe masculin. A cela, on donne pour raison que la tuberculose est en général un peu plus rare chez la femme et que les connections anatomiques et fonctionnelles sont plus intimes dans le sexe masculin entre les deux appareils génital et urinaire. Or, nous connaissons la coïncidence très fréquente entre les lésions tuberculeuses de la vessie et celles des organes génitaux de l'homme.

Chez les individus prédisposés, il existe des facteurs étiologiques puissants. Nous n'insisterons pas sur les excès de toute nature, ni sur les conditions hygiéniques défectueuses dont le rôle n'a rien de spécial dans l'espèce, mais nous noterons, avec tous les auteurs, l'influence considérable des inflammations antérieures ou contemporaines de la vessie.

Toute cause capable de déterminer de la cystite favorisera l'apparition et le développement des tubercules dans le réservoir urinaire, chez les individus prédisposés. Cette inflammation prétuberculeuse pourra être déterminée par un corps étranger (calcul), par un refroidissement, mais le plus souvent elle sera consécutive à une uréthrite blennorrhagique : « la blennorrhagie, dit M. Guyon, est influencée dans sa durée et ses propagations par les diathèses et surtout par la diathèse tuberculeuse ; c'est à tel point qu'elle peut servir de pierre de touche pour un grand nombre de constitutions prédisposées ».

Chez les sujets lymphatiques on voit la blennorrhagie s'éterniser, se compliquer d'uréthro-cystite qui persiste avec des améliorations et des aggravations dont il est souvent difficile de découvrir la cause ; puis, à un moment donné, apparaissent des symptômes nets de tuberculose vésicale, il semble alors que la cystite blennorrhagique se soit transformée en cystite tuberculeuse sans qu'il soit possible de dire à quel moment la transformation s'est effectuée.

Ces cas limités (Guyon) sont très utiles à connaître parce que le traitement varie suivant qu'on a affaire à une uréthro-cystite encore blennorrhagique ou à une cystite déjà nettement tuberculeuse.

L'interprétation pathogénique est d'ailleurs malaisée.

On peut, en effet, supposer que des tubercules existaient à peu près latents dans la vessie et que la survenue de l'inflammation blennorrhagique a donné un coup de fouet à leur évolution et manifesté leur présence. Mais le rôle étiologique de la blennorrhagie n'est pas plus discutable dans la production de la cystite tuberculeuse, que le rôle des bronchites vulgaires dans l'étiologie de la phtisie pulmonaire. Nous citerons plus loin des expériences de Rowsing qui mettent ce fait hors de doute. Cet auteur a montré qu'en injectant des bacilles dans la vessie d'un lapin, où il avait produit par cathétérisme des érosions superficielles, il était possible de créer des lésions tuberculeuses, tandis qu'elles ne se produisaient pas quand la vessie était saine, alors même qu'il liait l'urèthre pendant plusieurs heures.

Dans un cas observé par M. le professeur Tédenat, la tuberculose vésicale est survenue trois mois après l'introduction d'une épingle à cheveux chez une jeune fille de 20 ans, de santé délicate mais ne présentant aucun signe de bacillose pulmonaire. M. Tédenat avait fait l'extraction du corps étranger entouré de dépôts phosphatiques deux mois après son introduction, les sym-

2

ptômes de tuberculose survinrent très nets cinq ou six semaines après l'ablation du corps étranger.

Dans l'étude pathogénique nous devons nous occuper de la porte d'entrée du bacille et des voies par lesquelles il arrive à la vessie. Les portes d'entrée peuvent siéger partout à la surface du corps ou dans les muqueuses, mais dans bien des cas il est impossible de les découvrir. Cela tient à ce que la lésion cutanée ou muqueuse est insignifiante et rapidement guérie (Bollinger). Des foyers secondaires à cette inoculation se produiront par les voies lymphatiques ou sanguines, et dans ces foyers se multiplieront les bacilles, qui pourront aller former d'autres foyers dans divers organes. Pour la tuberculose génito-urinaire en particulier, on a admis que l'inoculation pouvait se faire au niveau du gland, du prépuce, du scrotum ; ainsi Kraske a vu un ulcère tuberculeux au dos du gland, et Bryson cite des faits analogues ; ils sont certainement rares, à moins qu'on n'admette avec ce dernier auteur qu'un certain nombre de chancres ne soient des ulcères tuberculeux dont la nature est méconnue. Dans ses cliniques, M. le professeur Tédenat nous a cité le fait suivant, qui ne manque pas d'intérêt : Un jeune homme de 20 ans, ayant une bonne santé générale et sans antécédents héréditaires de tuberculose, se présente avec un ulcère du prépuce, qu'un médecin avait considéré comme un chancre syphilitique. M. Tédenat soignait pour une ulcération tuberculeuse du col utérin non contestable puisqu'il avait constaté la présence de bacilles chez la maîtresse de ce malade. Cette coïncidence et le fond gris-jaune de l'ulcère préputial, dont les bords étaient un peu décollés et moins indurés que ceux du chancre syphilitique ordinaire, firent naître des doutes dans l'esprit de M. Tédenat. Il soumit à l'examen microscopique les produits obtenus par le raclage de cet ulcère et put y constater la présence de quelques bacilles. Ce pseudo-chancre guérit en trois semaines, à la suite d'une cautérisation au thermo-cautère et l'application

de poudre d'iodoforme. Mais un ganglion inguinal engorgé se ca-
séifia et ne guérit qu'à la suite de cautérisations ignées multiples.

D'après Bryson, il serait possible que des bacilles introduits
par une plaie siégeant au niveau du pénis allassent, par la voie
lymphatique ou encore mieux par la voie veineuse, former des
foyers tuberculeux dans les plexus veineux péri-prostatiques. De
ces foyers par la voie lymphatique, par les espaces du tissu
connectif, l'infection serait susceptible de gagner les vésicules
séminales, la prostate et la vessie. On peut admettre *a priori* que
les bacilles arrivent à la vessie, ou par la voie muqueuse, ou par
la voie circulatoire.

1° VOIE MUQUEUSE. — Les bacilles chemineraient de proche
en proche à la surface de la muqueuse, tantôt dans la direction
ascendante, remontant de l'urèthre vers la vessie, tantôt dans la
direction descendante, du rein vers la vessie.

Conheim, qui regardait déjà la tuberculose comme une maladie infectieuse, soutenait que : « il était au moins admissible
qu'un homme puisse pendant le coït avec une femme atteinte de
tuberculose utérine, contracter lui-même une tuberculose uréthrale, et c'est assurément, dit-il, une question qui mérite
d'être étudiée que celle qui consiste à rechercher si un homme
atteint d'une tuberculose du poumon ou de tout autre organe, ne
peut pas, par l'intermédiaire du sperme, au cas bien entendu
où le virus tuberculeux passerait dans le liquide séminal,
transmettre la maladie à la muqueuse génitale de la femme ».

Cette idée de la contagion de la tuberculose par voie génitale
a été soutenue par M. Verneuil. Au dire de cet éminent chirurgien (la tuberculose génitale primitive indépendante de la scrofule
naît, peut-être simplement à la suite du coït, par contagion directe,
c'est-à-dire par progression du microbe tuberculeux à travers
les voies génitales inférieures, jusqu'en un point de l'appareil

où il trouve les conditions locales favorables à son installation, et à son développement). Dans sa thèse, M. Verchère admet l'opinion de M. Verneuil sans citer d'ailleurs aucune observation probante. A la Société médicale des Hôpitaux, dans une communication importante, M. Fernet soutient l'idée de la contagion par voie uréthrale. Depuis un an, dit-il, je me suis astreint à interroger et à examiner complètement presque tous les tuberculeux qui ont passé dans mes salles d'hôpital, et j'ai rencontré un certain nombre de ces malades qui présentaient des lésions tuberculeuses des organes génitaux, mais parmi eux je n'ai retenu que ceux dont la maladie génitale était primitive, ou si manifestement prédominante qu'elle était, suivant toute probabilité, la première localisation. Restait à établir la pénétration de la maladie par la voie génitale ; pour cela, l'interrogatoire minutieux des malades sur les rapports sexuels m'a quelquefois donné des résultats positifs, et dans ces cas j'ai été conduit à l'opinion (que vous partagez peut-être) que la contagion directe était la cause au moins très probable de la maladie. Quelques mois plus tard, M. Richard croyait pouvoir conclure d'une observation qu'il présentait à la Société médicale des Hôpitaux « que la tuberculose génito-urinaire peut être la conséquence médiate ou immédiate du coït ».

Guyon et Reclus considèrent cette doctrine comme dénuée de fondement et la rejettent. Il semble pourtant qu'on pourrait invoquer en sa faveur ce qui se passe dans l'infection blennorrhagique ; nous savons, en effet, que le gonococcus chemine en remontant le long de l'urèthre jusqu'à atteindre dans quelques cas la vessie et même l'uretère et les bassinets ; cette marche ascendante est encore plus fréquente avec le coli bacille. Mais, à ces conclusions tirées de la seule analogie, on peut opposer que les lésions tuberculeuses sont excessivement rares dans l'urèthre ; nous n'avons pu en trouver qu'un seul cas cité par Bryson ; chez un homme de 34 ans qui se plaignait d'une vive douleur dans la partie moyenne de la verge, on trouva, à l'autopsie, un ulcère tuberculeux de 6 millim. de large, siégeant à la face inférieure de l'urèthre pénien, sans autres lésions de l'appareil génito urinaire, mais chez cet homme il existait de nombreux foyers caséeux dans les ganglions cervicaux bronchiques et mésentériques. Il y a donc tout lieu de croire que l'ulcère tuberculeux de l'urèthre était consécutif à l'infection générale, et non pas le résultat d'une infection directe, à moins que celle-ci n'ait été la suite des cathétérismes pratiqués plusieurs fois dans les derniers temps de sa vie.

En outre, on peut, avec Bryson, opposer à la doctrine de l'infection uréthrale ce fait que le bacille de Koch est incapable de se mouvoir, et qu'il ne se multiplie pas dans l'urine ainsi que le font les gonococcus et le coli bacille.

Probablement plus fréquente et moins attaquable est l'opinion de ceux qui font venir par voie descendante les bacilles du rein. Nous savons que les lésions tuberculeuses du rein sont très communes. On conçoit que les bacilles éliminés des foyers caséeux rénaux puissent, arrivant dans la vessie, s'y greffer et déterminer la production de tuberculose ; mais les expériences de Cayla et Rowsing montrent que la vessie saine est un mauvais terrain pour les cultures et les inoculations bacillaires. Ces auteurs ont injecté des bacilles dans la vessie de lapins, de cobayes, et n'ont pu ainsi provoquer de cystite tuberculeuse même en liant l'urèthre. Le résultat n'était positif que lorsqu'ils produisaient des lésions traumatiques de la muqueuse ou qu'ils avaient au préalable provoqué une véritable cystite. D'ailleurs König insiste sur ce fait qu'après l'ablation d'un rein tuberculeux toute suppuration et tout autre symptôme de cystite disparaissent.

Dans un cas, M. le professeur Tédenat pratiqua la néphrectomie (rein gauche) pour une pyonéphrose qu'il croyait d'origine calculeuse. Il trouva, à l'examen du rein, quelques dépôts phosphatiques, la lésion principale étant constituée par des cavernes tuberculeuses ; le malade resta guéri pendant trois ans sans présenter aucun trouble dans la fonction urinaire.

Les faits que nous venons de citer nous permettent d'affirmer que, dans les cas où des bacilles viennent du rein, ils sont susceptibles de provoquer une cystite tuberculeuse, à la condition qu'une altération existe dans la muqueuse vésicale. Cette lésion pourra être la conséquence d'un cathétérisme malheureux, de la présence d'un calcul ou d'une cystite blennorrhagique.

Mais des lésions tuberculeuses apparentes du rein ne sont pas nécessaires pour que des bacilles puissent aller de cet organe vers la vessie ; en effet, Jani et Weigert ont démontré (*Archives de Virchow*, 1886) que des bacilles pouvaient exister dans les vaisseaux du rein sans y produire de lésions tuberculeuses.

Dans la même année, Durand-Fardel a constaté que, dans un rein tuberculeux, les vaisseaux sanguins contenaient des bacilles en des points éloignés des lésions tuberculeuses. Ces microorganismes peuvent s'éliminer avec l'urine, et produire de la cystite tuberculeuse, lorsque la muqueuse vésicale présente les conditions favorables ci-dessus signalées pour leur inoculation.

2° Voie sanguine. — En faveur du transport des bacilles par le torrent circulatoire, on peut invoquer la présence si fréquente des tubercules dans l'épaisseur de la prostate, et de l'épididyme. En plus, les constatations anatomiques de Clado montrent que dans la vessie les tubercules se forment autour des vaisseaux de la muqueuse, notamment dans le riche plexus capillaire du trigone vésical. Ces faits ne permettent pas d'attribuer une grande valeur à l'opinion de Orth, pour qui la rareté des tubercules vésicaux dans la granulie pulmonaire serait une objection à la théorie hermatogéne de la tuberculose vésicale.

Mais, si nous tenons compte de la coïncidence habituelle de la cystite tuberculeuse, avec des dépôts analogues dans les divers organes de l'appareil génital, nous serons amenés à conclure, avec Bryson, que dans bien des cas la tuberculose gagne de proche en proche par les espaces lymphatiques et les mailles du tissu connectif. Du reste, bien souvent des bacilles existent dans les vésicules séminales et dans la prostate sans formation de tubercules. Ainsi Jani et Wègert, étudiant l'appareil génital de neuf phtisiques dont les organes sexuels ne présentaient aucune lésion tuberculeuse, trouvèrent des bacilles huit fois dans le testicule, et quatre fois dans la prostate. Ces auteurs ont vu souvent des tuberculoses, des vésicules séminales coïncider avec des péritonites tuberculeuses, et ils pensent que les bacilles ont migré du péritoine vers les vésicules.

---

## ANATOMIE PATHOLOGIQUE

Les lésions tuberculeuses de la vessie sont de tout point comparables aux lésions de même nature qu'on rencontre dans la plupart des muqueuses ; elles consistent en granulations grises qui deviennent jaunâtres, se ramollissent dans leurs parties centrales et, s'ouvrant, finissent par former des ulcérations. Leur nombre varie. Quelquefois, on trouve quelques granulations disséminées autour du col vésical, sur le trigone, ou au voisinage des orifices des uretères. Dans d'autres circonstances, la plus grande partie de la muqueuse est recouverte de granulations. Là, discrètes et séparées par des intervalles de muqueuses saines, ailleurs cohérentes ou confluentes. Les unes sont petites et à peine visibles à l'œil nu, d'autres ont la dimension d'un grain de chénevis. A leur première période, elles donnent au doigt la sensation d'une surface grenue et chagrinée. En certains points où elles confluent, leur aspect rappelle les follicules acuminés de la fièvre typhoïde. Quand le ramollissement jaune commence, les granulations prennent l'aspect de boutons acnéiques à sommet gris jaunâtre, à base indurée et entourée d'une auréole rouge intense ; puis, à la période ulcéreuse, on trouve la vessie criblée de petits pertuis, rappelant un peu une peau de varioleux. Dans les points où les granulations sont confluentes, des ulcérations multiples se réunissent, formant des ulcérations à bords dentelés, presque toujours taillés à pic et légèrement saillants. Le fond de ces ulcérations est jaunâtre, et tranche sur l'aspect gris ou ardoisé du reste de la muqueuse. Il est exceptionnel qu'elles dépassent l'épaisseur de la muqueuse; pourtant, dans des cas très rares, on les a vues perforer la paroi vésicale et communiquer avec des foyers caséeux péri-vésicaux.

Autour des tubercules, à mesure que se fait leur caséification, se développent des lésions inflammatoires. La muqueuse se congestionne; sur son fond grisâtre ou ardoisé, se dessinent des arborisations vasculaires, auxquelles s'ajoutent des ecchymoses en plaques ou en stries. Ces exsudats hémorrhagiques se voient surtout au pourtour des ulcérations. Sa tunique musculaire s'é-paissit par le fait d'une inflammation interstitielle, et dès lors elle se rétracte, donnant à la vessie un aspect ratatiné, une capacité réduite au volume d'un œuf de poule. Enfin, l'infiltration inflam-matoire peut gagner la surface de la vessie et déterminer de la péricystite. Quand la péricystite revêt la forme plastique et indurative, les contours de la vessie sont mal délimités, l'organe étant en sorte perdu au milieu de la masse inflammatoire larda-cée qui la recouvre. Quand la péricystite est suppurative ou caséeuse, des fistules peuvent se former, lesquelles s'ouvrent, dans la cavité de Retzius, dans les vésicules séminales, dans le vagin, dans le rectum; mais ce sont là des faits très rares.

M. Guyon et, avec lui, Guterbock insistent sur la localisation habituelle de tubercules confluents et d'ulcérations étendues et profondes autour de l'orifice de l'urèthre, des uretères et sur le trigone.

Il existe une forme que nous n'avons pas trouvée signalée dans les auteurs et dont deux cas ont été observés par M. Tédenat ; elle est caractérisée par la présence de nodules du volume d'une noisette dans un cas, d'une noix dans l'autre, situés dans la profondeur de la muqueuse et dans l'épaisseur de la tunique musculaire. Ces nodules présentaient à leur centre des noyaux caséeux. Dans une de nos observations il existait une masse dure, du volume d'une petite noix, siégeant au voisinage de l'orifice uréthral gauche, qui était oblitéré par la tumeur. De cette oblitération était résultée une collection purulente très volumineuse dans le bassinet du rein correspondant. M. Tédenat put se rendre compte de la disposition des lésions après avoir fait la taille vésico-vaginale. Par la boutonnière ainsi créée, il pratiqua le curettage complet de la gomme tuberculeuse, désobstrua l'uretère, et, après y avoir introduit une sonde de Pawlick, évacua la pyonéphrose grâce à des pressions directes sur la tumeur rénale.

On sait peu de chose sur le mode de guérison de la tuberculose vésicale, il est probable qu'il ne diffère pas de celui qu'on observe dans les autres organes. Des cicatrices rétractiles doivent se former à la place des ulcérations. La néoplasie inflammatoire interstitielle s'organise partiellement en tissus scléreux dont la rétraction rapetisse la vessie ; dès lors, les malades, bien que guéris, présentent une pollakiurie peu ou point douloureuse dont la fréquence est en raison directe du ratatinement de la vessie (Fenwick).

M. Tédenat a eu l'occasion de faire la taille dans deux cas de ce genre. Chez une femme, la taille vésico-vaginale avec conservation permanente de l'orifice créé, supprima les douleurs, et la malade jouissait d'une excellente santé deux ans après l'opération (Obs. N° 9).

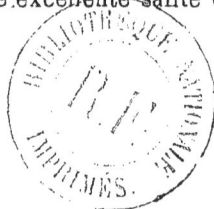

Chez un jeune homme de 27 ans, la taille médiane procura deux ou trois mois de soulagement, à la condition que l'incision fût maintenue dilatée. Le malade succomba avec des lésions tuberculeuses dans la plupart des viscères, les tubercules vésicaux paraissaient cicatrisés, la paroi vésicale très dure, d'aspect fibreux, à la coupe avait une épaisseur de 3 centim. en moyenne, et la vessie contenait à peine 30 gram. d'urine.

## SYMPTOMATOLOGIE.

La tuberculose de la vessie est primitive ou secondaire. Secondaire, elle apparaît chez des malades qui ont déjà des manifestations du côté du poumon ou d'autres organes; il s'agit dans ce cas de malades pâles, amaigris, fébricitants, présentant tous les signes physiques et fonctionnels d'une tuberculose plus ou moins avancée, chez lesquels survient une nouvelle manifestation caractérisée par de la douleur des mictions, envies fréquentes d'uriner, hématuries et apparition du pus dans les urines. Chez eux, la cystite tuberculeuse évoluera et les phénomènes vésicaux seront marqués par les troubles généraux, et la cystite tuberculeuse, en aggravant l'état du malade, hâtera la terminaison fatale.

Dans la tuberculose primitive, l'affection s'établit lentement, progressivement ; les malades se plaignent du besoin plus fréquent d'uriner, ils se lèvent quatre ou cinq fois la nuit et accusent de la douleur à la miction, les dernières gouttes d'urine sont suivies de l'expulsion de quelques caillots de sang. Ces hématuries qui frappent le malade sont les premiers signes et sont rapidement suivis de tous les symptômes de la cystite tuberculeuse.

Lorsque ces symptômes surviennent spontanément chez des adolescents ou des adultes, qui jusqu'à ce jour jouissaient d'une parfaite santé, et lorsqu'ils ne se rattachent à aucune cause occasionnelle, ils doivent faire penser à une tuberculose qui débute par la vessie.

Les premiers symptômes de la tuberculose de la vessie sont dus à la congestion et consistent en des mictions fréquentes, douloureuses, suivies d'hématuries plus ou moins abondantes. Enfin, dans une troisième période, les urines contiennent du pus produit par la sécrétion exagérée de la muqueuse vésicale enflammée.

Ce sont les trois stades indiqués par M. le professeur Guyon : « Congestion, hématurie, cystite ». Une fois installée, la cystite tuberculeuse ne guérit pas. Des accalmies plus ou moins longues peuvent se produire, mais la guérison est l'exception.

La tuberculose vésicale a des symptômes très variables et qui méritent d'être étudiés un à un. Jamin les a divisés en rationnels et physiques, les signes rationnels sont de beaucoup les plus importants.

Guyon, dans ses leçons de 1876, disait : «la valeur séméiologique des symptômes présentés par l'appareil urinaire, est l'un des meilleurs guides que l'on puisse suivre, lorsqu'on veut arriver à un diagnostic certain et établir une thérapeutique rationnelle. L'exploration instrumentale, si précieuse cependant, n'est qu'un moyen de contrôle qui doit servir à confirmer les données acquises par l'examen du malade ».

Nous allons passer en revue les divers troubles de la miction, puis les modifications subies par l'urine.

### TROUBLES DE LA MICTION.

La miction peut être fréquente, impérieuse, difficile, douloureuse, involontaire, impossible.

1° *Fréquence de la miction*. — Un des premiers symptômes de la tuberculose vésicale est le besoin fréquent d'uriner survenant sans causes appréciables, et que le malade croit devoir attribuer à un refroidissement, ou à des excès alcooliques ou vénériens.

La fréquence de la miction est variable, elle se répète tantôt toutes les heures, toutes les demi-heures, et, dans d'autres cas, toutes les vingt ou dix minutes, ne laissant au malade aucun repos.

Parfois les envies d'uriner sont plus fréquentes la nuit que le jour, on ne peut invoquer comme cause la congestion prostatique, puisque ces phénomènes existent aussi bien chez la femme que chez l'homme. Il conviendrait plutôt de songer à une congestion vésicale produite par le décubitus dorsal, le lit et le sommeil, idée émise par Tuffier (Thèse 1885).

Cette fréquence est persistante et tenace, contrairement à ce que l'on observe dans les autres cystites et dans les inflammations de la prostate.

2° *Miction impérieuse*. — Par suite de cette intolérance, la vessie se ratatine, ses parois s'hypertrophient et s'épaississent, et sa capacité peut être réduite au volume d'un œuf. La vessie, qui ne peut se laisser distendre, se contractera vivement dès qu'une certaine quantité d'urine y sera contenue, mais le malade aura conscience de ce besoin d'uriner et ne pourra s'y opposer, tandis que dans l'incontinence il ne s'en aperçoit que parce qu'il se sent mouillé.

3° *Miction difficile*. — Parfois le besoin d'uriner se fait sentir, mais le malade ne peut le satisfaire et est obligé de prendre diverses positions qu'il croit devoir être favorables à l'effort qu'il est obligé de faire pour vaincre le spasme du col vésical : le jet d'urine pourra être modifié dans son volume et dans sa forme, sans que ces modificaticns soient suffisantes pour indiquer une diminution du calibre de l'urèthre.

4° *Mictions douloureuses.* — La douleur est un des symptômes les plus importants de la cystite tuberculeuse. Elle se montre soit dans l'intervalle des mictions, soit pendant les mictions. Elle est continue ou intermittente; continue, elle produit une sensation de gène, de pesanteur qui siège derrière le pubis. Elle est comparée à une constriction en forme de barre, une brûlure qui s'irradie vers l'ombilic, le périnée, l'anus.

Chez d'autres, elle est intermittente. Chez quelques malades il existe de véritables accès de coliques néphrétiques, il s'agit alors dans ce cas de tuberculose ayant débuté par les reins et dont la crise néphrétique est un des premiers signes.

La pression sur l'hypogastre, le toucher vaginal ou rectal, déterminent une douleur qui se propage le long de la verge, se localise chez certains malades au bout de la verge et peut même déterminer l'expulsion de quelques gouttes d'urine.

Ces douleurs, survenant dans l'intervalle des mictions, seraient souvent l'avant-coureur des hématuries (Tapret).

5° *Douleur pendant les mictions.* — Elle existe avec des degrés variables avant l'émission du premier jet d'urine, au moment de l'émission des premières gouttes et à la fin de l'émission.

Aussitôt que les dernières gouttes sont évacuées, la douleur diminue, mais elle ne disparaît pas complètement dans la cystite tuberculeuse, comme cela se passe dans les autres inflammations de la vessie, et dans la cystite blennorrhagique surtout; c'est même un point important pour le diagnostic de ces deux affections.

Les phénomènes douloureux peuvent être mis sur le compte de la contraction spasmodique du col de la vessie, à laquelle Dolbeau et M. Guyon accordent une importance très grande sous l'influence des lésions existant surtout au niveau du col et de l'urèthre postérieur (granulations, ulcérations et congestion) ; il se produit une irritation qni est permanente et détermine le spasme du col vésical.

Mais, comme l'a démontré Guyon, le spasme a pour siège l'urèthre postérieur ; c'est dans sa partie antérieure, c'est-à-dire dans la région membraneuse qu'il se manifeste avec le plus d'évidence. Nous avons plutôt un spasme uréthral qu'un spasme vésical, ce spasme peut être une des principales causes de la rétention d'urine. Il a pu faire croire chez quelques malades à un rétrécissement de l'urèthre, qui a été traité par l'uréthrotomie interne, mais ce spasme, qui résiste aux instruments flexibles, comme les bougies à boule olivaire, cède le plus souvent à l'exploration métallique.

6° *Rétention d'urine.* — La rétention d'urine peut être due à un spasme de la portion membraneuse de l'urèthre, qui sera facilement reconnu, ou bien à la suite d'une hématurie assez abondante, un caillot peut obturer l'orifice antérieur de la vessie et empêcher la sortie de l'urine, parfois la prostate congestionnée ou envahie par un dépôt de tubercules peut être la seule cause de rétention.

La rétention d'urine est le plus souvent intermittente ; elle est chez quelques malades le premier symptôme de l'affection tuberculeuse de la vessie. Cette rétention cédera le plus souvent à un traitement antiphlogistique (bains, cataplasmes) ; maintes fois elle est la conséquence d'un excès alcoolique ou vénérien.

7° *Incontinence d'urine.* — L'incontinence d'urine est un symptôme qui n'existe pas souvent dans la cystite tuberculeuse. Chez un malade observé par Cartaz, elle fut pourtant le premier symptôme ; intermittente au début, elle devint continue ensuite. Chez le malade de Dufour, il n'y avait comme symptôme que l'incontinence et le marasme.

M. Tapret, dans son mémoire, admet que l'incontinence survient soit par regorgement, soit par une sorte de relâchement d'atonie musculaire.

Dans le premier cas, elle apparaîtrait avec la rétention ; la vessie, étant distendue, ne pourrait se contracter, et une certaine quantité d'urine s'écoulerait, lorsque le réservoir urinaire ne serait plus capable de se distendre. Dans le second cas, elle naîtrait spontanément et le plus souvent lorsque l'état cachectique serait déjà très avancé.

Nous devons ajouter que très souvent on trouve, dans les antécédents des malades atteints de tuberculose, de l'incontinence pendant l'enfance. La recherche de ces troubles urinaires est très importante : cette incontinence infantile peut être le premier symptôme d'une tuberculose vésicale qui évoluera plus tard ; aussi faut-il surveiller de près les incontinences qui se produisent jour et nuit, l'incontinence vraie étant surtout nocturne. Marchal, de Calvi, voyait même des tuberculeux futurs dans tous les enfants atteints d'incontinence. Cette opinion est exagérée ; mais elle renferme un certain degré de vérité. Cette incontinence indique une susceptibilité particulière du réservoir urinaire (Guyon).

### MODIFICATIONS D'URINE.

1° *Hématurie*. — L'hématurie est, avec les envies fréquentes d'uriner et la douleur, un des principaux symptômes de la tuberculose vésicale. Ce symptôme est d'une grande importance au point de vue du diagnostic. Il est l'analogue de l'hémoptysie dans la tuberculose pulmonaire. Comme l'hémoptysie, l'hématurie peut être le premier signe de la tuberculose de la vessie, elle peut précéder tous les autres symptômes : cette hématurie prémonitoire, comme l'appelle M. Guyon, est au début peu abondante ; elle consiste chez quelques malades en quelques gouttes de sang qui sont rendues à la fin de la miction; ce n'est qu'une épistaxis uréthrale (Tapret). Elle s'accompagnera de ténesme uréthral.

Cette hématurie survient spontanément sans cause ou à la suite d'une course en voiture, de marche, de fatigues. Mais, contrairement à ce qui arrive chez les calculeux par exemple, elle ne disparaît pas par le repos. C'est donc à la congestion que sont dues les hématuries répétées du début de la tuberculose vésicale.

A la période d'état, les hématuries abondantes sont très rares, malgré la présence d'ulcérations qui dans quelques cas atteignent presque toute la vessie. Ce sont le plus souvent de petites hémorrhagies; ce sont des caillots de sang qui tombent au fond du vase avec des détritus muco-purulen .

Les hématuries se présentent donc surtout au début de la dégénérescence tuberculeuse : d'abord assez abondantes et persistantes, elles diminuent peu à peu et peuvent même disparaître à la dernière période.

2° *Pus dans l'urine.*— Lorsque nous avons commencé l'étude des symptômes de la tuberculose vésicale, nous avons reconnu trois périodes : congestion, hématuries, cystite, et avons ajouté que la cystite survenait rapidement. La cystite est indiquée par la présence du pus dans l'urine. Dans la cystite tuberculeuse il n'existe jamais en grande quantité, il est plus abondant que dans la cystite blennorrhagique et moins que dans les cystites chroniques.

Le pus dans la cystite tuberculeuse apparaît pendant la miction, au commencement et à la fin : presque toujours on trouve dans la vessie malade, outre les lésions ordinaires de l'inflammation, des ulcérations qui donnent lieu à cette sécrétion purulente.

### POLYURIE.

Ordinairement la quantité d'urine est normale. Cependant chez quelques malades il y a sécrétion exagérée d'urine, la quantité évacuée par vingt-quatre heures peut être de 3 litres à 3 litres 1/2, cette polyurie est intermittente et très variable. Elle se présente soit à une période peu avancée, soit lorsque le rein est en pleine dégénérescence. Les caractères de cette polyurie ont été bien décrits par M. Tapret.

---

## SIGNES PHYSIQUES.

Les symptômes rationnels sont de beaucoup les plus importants, et suffisent souvent pour faire connaître l'affection, mais il ne faut pas négliger les renseignements que peuvent fournir les signes physiques. La palpation sur la région hypogastrique nous permet d'apprécier le volume de la vessie, sa sensibilité. Le toucher rectal ou vaginal, combiné à la palpation hypogastrique, renseigne sur la sensibilité, ainsi que sur l'épaisseur et la consistance des parois vésicales. Il peut exister, en certains points, des indurations plus ou moins limitées, qui feront croire à une tumeur vésicale, tandis qu'il ne s'agit que d'une inflammation qui a atteint non seulement la vessie, mais aussi le tissu cellulaire péri-vésical. Le toucher rectal fait connaître si la prostate et les vésicules séminales sont atteintes par le processus tuberculeux.

L'examen des organes génitaux de la femme donne peu de renseignements. La tuberculose des organes génitaux est rare. Nous devons toutefois signaler la présence d'excroissances polypiformes au niveau de l'orifice uréthral dans la tuberculose de l'urèthre et de la vessie chez la femme (Terrillon [1]). Ces tumeurs peuvent aussi exister dans le canal de l'urèthre, qu'elles rétrécissent à un certain degré, et faire une saillie sur la paroi antérieure du vagin. Elles sont très sensibles.

[1] *Progrès médical*, 7, 14, 21 février 1880.

3

Ces excroissances polypiformes sont attribuées par M. Terrillon à une irritation produite par l'uréthrite qui accompagne le développement des granulations tuberculeuses, à des ulcérations dans le canal de l'urèthre et au niveau du col de la vessie. Les excroissances de l'urèthre de la femme seraient analogues à celles que Peter et Krishaber ont signalées dans la laryngite tuberculeuse. Il est utile de les chercher, car elles peuvent être d'une très grande utilité pour le diagnostic de la tuberculose urinaire, si difficile chez la femme.

L'examen des organes génitaux chez l'homme est très important, car ils sont souvent atteints les premiers ; nous avons dit que par le toucher rectal on sentira la prostate, qui est bosselée, indurée, inégale par suite de dépôts tuberculeux effectués dans cet organe. On peut constater des tubercules des vésicules séminales, qui sont dures, augmentées de volume, rendues irrégulières par des bosselures plus ou moins nombreuses ; parfois on les dirait distendues par une injection de suif.

Les épididymes, les testicules, peuvent être le siège d'indurations produites par une inflammation survenue subitement, sans cause occasionnelle. Cette induration indique une inflammation tuberculeuse qui expliquera la nature de symptômes vésicaux observés consécutivement.

Le cathétérisme sera rarement pratiqué dans la tuberculose vésicale, il ne ferait qu'enflammer la muqueuse uréthrale ou vésicale et aggraver les symptômes déjà existants. La douleur provoquée au col de la vessie par l'exploration est un signe, avec ou sans lésions de la prostate, qui a une grande importance. Cette sensation douloureuse, si elle est accompagnée d'autres symptômes, suffit dans quelques cas pour poser le diagnostic de granulation tuberculeuse. M. Guyon insiste beaucoup sur cette douleur provoquée par le cathétérisme, mais il conseille de ne pas renouveler cet examen, qui n'est pas sans danger, et qui peut en particulier provoquer une hématurie abondante.

L'examen des urines doit être fait avec attention. Par la simple vue des urines, on constate la présence du sang et du pus. Le microscope permettra de reconnaître la présence des globules rouges et des leucocytes, en même temps que celle des cellules provenant de la muqueuse de la vessie, des uretères, des bassinets ou des calices ; on pourra reconnaître la présence du pus en ajoutant à l'urine un excès d'ammoniaque (le liquide prend alors un aspect filant).

Koch, en découvrant le bacille dans les crachats des malades atteints de tuberculose pulmonaire, avait permis de faire le diagnostic de certaines affections, dont la nature tuberculeuse n'était reconnue que plus tard. Ce même bacille existe aussi dans les urines des malades atteints de tuberculose des voies urinaires. Lichtein l'a trouvé dans les produits tuberculeux du bassinet et Friendlander dans l'urine du cadavre. Le bacille de Koch a été découvert dans l'urine du vivant par Babès, les résultats de cette découverte furent confirmés par Rosenstein et Cornil.

La présence de ce bacille dans l'urine était d'une importance capitale pour le diagnostic de la tuberculose urinaire survenant, en dehors de toute autre manifestation, sur les organes génitaux ou sur les autres organes. L'existence de ce bacille n'est pas constatée, et, malgré qu'il s'agisse de lésion tuberculeuse urinaire, sa présence n'est constatée que lorsque des ulcérations ont permis l'évacuation d'un ou plusieurs foyers. Nous dirons, avec M. Grancher, que toutes les fois qu'on trouve (dans la tuberculose pulmonaire) un bacille parfaitement net, on peut affirmer la tuberculose, mais que, quand on n'en trouve pas, on n'est pas en droit de nier la tuberculose, et la clinique peut éclairer le diagnostic. Ce qui est vrai dans la tuberculose pulmonaire l'est encore davantage dans la tuberculose vésicale. Chez des malades qui ont depuis longtemps des mictions très fréquentes, des hématuries répétées et du pus dans l'urine, le bacille de Koch n'est souvent constaté qu'après des examens multiples, alors que l'examen endoscopique permet de constater un grand nombre de tubercules gris ou jaunes et même des ulcérations avancées.

La réaction de l'urine aurait une grosse importance d'après beaucoup d'auteurs. König, Rowsing, estiment que toute cystite où l'urine est acide est une cystite tuberculeuse. En fait, des examens nombreux, pratiqués dans le service de M. le professeur Tédenat, montrent que l'état acide ou neutre de l'urine est de règle dans la cystite tuberculeuse, tout au moins dans les cas où une infection grave par d'autres microbes (staphylococcus et coli-bacille) n'est pas venue s'y ajouter.

## MARCHE — DURÉE — TERMINAISON.

Nous avons indiqué quels étaient les symptômes de la tuberculose vésicale, quel était leur mode d'apparition, et par cette étude nous avons fait pressentir la marche de cette affection. Mais celle-ci sera variable suivant qu'il s'agit d'une tuberculose primitive ou secondaire de la vessie.

Très souvent, la tuberculose primitive se produit chez des individus paraissant jouir d'une santé excellente. Les symptômes, pendant un temps assez long, peuvent se localiser dans le réservoir urinaire, et ne pas entraîner à leur suite, des troubles fonctionnels importants dans d'autres organes. Dans quelques cas, des rémissions assez longues peuvent se produire au point de faire croire à une guérison complète. Mais malheureusement, sous l'influence d'une fatigue, d'un refroidissement, d'excès vénériens ou même sans causes appréciables, les troubles vésicaux réapparaîtront. Les douleurs, les envies fréquentes d'uriner, ne laisseront aucun repos, et cela lié à des hématuries prolongées entraînera un état cachectique qui favorisera le développement de tubercules dans les organes voisins, organes génitaux, reins, poumons ; beaucoup de ces malades, déjà affaiblis par les douleurs, les hématuries, le manque d'un sommeil réparateur, seront rapidement conduits à la cachexie et à la mort par des lésions rénales ; plus rarement, une granulie aiguë hâtera la terminaison finale.

Nous avons déjà indiqué la possibilité d'une sorte de cicatrisation avec rétraction de la vessie, dont la paroi est épaissie et rigide ; dans ces cas et ainsi que l'a montré Fenwick, la sécrétion purulente diminue et souvent devient très légère ; les douleurs sont moins vives et même absentes pendant de longues périodes, mais, la vessie ayant une capacité très réduite, les malades éprouvent des besoins très fréquents d'uriner ; souvent, chez quelques-uns, il existe une sorte d'incontinence marquée par de petits jets qui se font d'une manière presque permanente. (driwling des Anglais).

La tuberculose de la vessie est-elle secondaire à une tuberculose des autres organes, sa marche sera beaucoup plus rapide, les symptômes vésicaux viendront aggraver l'état déjà précaire du malade et par suite contribueront à la terminaison fatale, avant même que les lésions soient très avancées.

Dans d'autres cas, la mort est le résultat d'une maladie intercurrente, d'une tuberculose pulmonaire ou même d'une tuberculose généralisée.

La tuberculose de la vessie peut gagner, avons-nous dit, les uretères et les reins. Ceux-ci peuvent être complètement détruits; de là, intoxication urémique qui se traduit par des phénomènes cérébraux et la mort.

La durée de cette affection est variable. Elle est exceptionnellement galopante, comme dans un cas de West, rapporté par Smith, où elle a évolué en deux mois et demi, mais chez ce malade les reins avaient été envahis avant la vessie. Pour Schmidtlein, sa durée serait d'une à deux années, pour Guebhard, cinq, dix, quinze, et même vingt ans.

---

## PRONOSTIC.

La tuberculose, quelle que soit la partie de l'organisme qu'elle atteint, entraîne toujours avec elle un pronostic grave ; car elle indique une localisation d'une maladie générale qui tôt ou tard peut envahir d'autres organes plus importants, s'y développer et amener une issue fatale au bout d'un temps plus ou moins long.

Deux cas peuvent se présenter : elle est primitive ou elle est secondaire.

Si la tuberculose est secondaire, ce sont les altérations du poumon qui détermineront la gravité du pronostic, la complication du côté de la vessie par les envies fréquentes d'uriner, les hématuries continuelles ne pourront qu'aggraver l'état du patient et hâter sa mort.

Le pronostic, au contraire, est bien moins grave dans la tuberculose primitive, la marche de l'affection sera de longue durée ; il existera des rémissions, des périodes d'accalmie telles qu'on pourra croire à la possibilité d'une guérison.

Les exemples de guérisons sont rares, mais ils existent : M. Guyon a vu des malades, atteints de cystite tuberculeuse et qui avaient de l'incontinence d'urine, due à la production de vastes cavernes de la prostate, réparer ces graves lésions et guérir de leur incontinence sous l'influence d'un traitement général reconstituant. A plus forte raison, la guérison pourra-t-elle survenir lorsqu'il ne s'agit que de granulations ou d'ulcérations tuberculeuses superficielles de la muqueuse vésicale.

Nous pouvons donc affirmer la curabilité de la tuberculose de la vessie ; mais nous devons ajouter qu'elle est exceptionnelle.

----

## DIAGNOSTIC.

La présence du bacille de Koch est le seul signe caractéristique de la tuberculose vésicale et à lui tout seul suffisant pour la faire diagnostiquer. Aucun autre symptôme n'est pathognomonique, pourtant la modalité de certains troubles fonctionnels et la façon dont ils se combinent permettent, dans la plupart des cas, de porter un diagnostic rationnel, auquel on pourrait ajouter, s'il n'était difficile et dangereux, l'examen endoscopique.

### MICTIONS FRÉQUENTES ET DOULOUREUSES.

Chez un sujet jeune, s'il est de santé délicate et surtout s'il y a des antécédents héréditaires de tuberculose, la miction très fréquente et très douloureuse avec des urines acides, claires, ou avec un vague nuage, doivent faire craindre la tuberculose vésicale ; la crainte sera très grande si la fréquence des mictions est surtout plus marquée la nuit que le jour ; on pourra presque sûrement affirmer la tuberculose si des hématuries à sang clair plus ou moins abondant surviennent sans causes appréciables. Quand une uréthro-cystite blennorrhagique traîne en longueur et que, pendant des périodes plus ou moins longues, la miction devient très fréquente et les hématuries plus abondantes, il faut craindre la tuberculose.

Dans le calcul vésical, la marche sur un terrain inégal, les secousses de la voiture, les mouvements violents du corps, provoquent des douleurs, des mictions plus fréquentes, assez souvent des hématuries ; tous ces accidents se calment ou même disparaissent très vite par le repos au lit ; nous avons vu que le contraire survient le plus souvent dans la cystite tuberculeuse.

Les tumeurs de la vessie donnent lieu à des hémorrhagies survenant, comme celle de la tuberculose, sans causes extérieures appréciables. Souvent elles sont plus abondantes, mais il est rare que, dans le cas de tumeur, les mictions soient aussi fréquentes et aussi douloureuses que dans la cystite tuberculeuse. L'hypertrophie de la prostate atteint ordinairement les vieillards ; les mictions sont plus fréquentes la nuit ; contrairement à ce qui se voit chez les calculeux, les hémorrhagies sont plus rares que dans la cystite tuberculeuse, mais chez certains artério-scléreux jeunes, il survient des accidents de prostatisme qu'il est parfois difficile de distinguer des phénomènes morbides de la tuberculose vésicale ; pourtant les hématuries sont rares, la fréquence des mictions est moindre, d'ailleurs l'exploration par le toucher rectal de la prostate et des vésicules séminales, la palpation des épididymes, fourniront de précieux éléments de diagnostic.

## TRAITEMENT.

Le traitement de la tuberculose vésicale doit s'inspirer, à la fois, de la nature diathésique de la maladie et de la physiologie pathologique de l'organe malade. C'est dire que le traitement général occupera une place importante ; il ressemblera à celui qu'on emploie dans toutes les affections tuberculeuses. Vie au grand air, dans un climat doux et régulier, de préférence à une altitude assez élevée. Les malades garderont le repos au grand air, on veillera à une aération permanente de leur chambre à coucher. L'huile de morue sera donnée aux doses les plus élevées qui pourront être tolérées par l'appareil digestif ; on y ajoutera de la créosote, de l'eucalyptol. Si cela est possible, le malade prendra tous les jours un ou deux lavements créosotés. L'arsenic, les hypophosphites, les glycéro-phosphates de chaux, trouveront leur emploi, combinés à une alimentation réparatrice, viandes grillées, poissons, purée de légumes, beurre, œufs, lait. L'emploi de tous ces moyens sera combiné de diverses manières, en tenant compte des aptitudes du malade.

### TRAITEMENT LOCAL.

Nous savons que la vessie affectée de tuberculose est énormément intolérante, elle supporte mal la sonde, plus mal encore les injections qui la distendent. Aussi on devra ne recourir à l'application de ces moyens que dans les cas où il y aura indication formelle de le faire. Or, il y a chez beaucoup de malades une première période parfois assez longue, durant laquelle la tuberculose existe seule sans infection surajoutée. Dans ce cas, si la miction s'accomplit bien, sauf la fréquence, on devra se contenter du traitement général ci-dessus indiqué. Le malade évitera toutes les causes qui peuvent provoquer la congestion des organes pelviens, entre autres les excitations génésiques, la constipation, le refroidissement des membres inférieurs ; des frictions sèches sur tout le corps seront utiles dans ce but. Contre la fréquence et les douleurs de la miction on pourra utiliser les suppositoires opiacés et belladonés, de petits lavements tièdes, avec quelques gouttes de laudanum.

Si de la rétention d'urine survient, et que le malade ne puisse être soulagé par des bains tièdes généraux ou limités au siège, et qu'il faille pratiquer le cathétérisme, on emploiera des sondes molles (sondes de Nélaton), en s'entourant des précautions antiseptiques les plus sévères ; on doit en effet avoir toujours présent à l'esprit les paroles de Civiale : « La douleur déterminée par le passage de la sonde fait plus de mal que l'injection ne produit de bien ».

Les injections deviendront utiles, nécessaires même à la période ulcéreuse, quand une infection pyogène se sera surajoutée à la tuberculose, mais comme la vessie tuberculeuse est intolérante de toute distension, on devra limiter la quantité de liquide injecté. Il y a deux moyens recommandés par les classiques pour ne pas produire la distension : le premier consiste à introduire une sonde dans la vessie et à injecter doucement au moyen d'une seringue jusqu'à ce que le malade éprouve le besoin d'uriner; ce moyen ne donne pas une garantie suffisante, car la distension est déjà produite quand le besoin de miction se fait sentir. Or, même à ce degré léger, la distension peut avoir de fâcheuses conséquences : besoins d'uriner très fréquents, très douloureux, hématuries, tous accidents qui pourront durer pendant plusieurs jours et aggraver la situation du malade.

Le second moyen consiste à brancher sur la sonde le tube d'écoulement d'un réservoir placé à 0,15 ou 0,20 centimètres, et moins même, au-dessus de la vessie du malade, de manière à réduire au minimum la pression du liquide, mais cette précaution n'est pas toujours suffisante.

On a aussi recommandé l'emploi d'une sonde à double courant, destinée à permettre l'écoulement facile du liquide injecté à mesure qu'il arrive dans la vessie, mais ces sondes ne fonctionnent pas toujours très bien et peuvent donner lieu à des mécomptes désagréables. Nous avons vu M. Tédenat employer le procédé suivant ; il fait uriner le malade, mesure exactement le volume de l'urine rendue, et injecte, séance tenante, une quantité un peu moindre du liquide modificateur. Quand le malade a rendu 50 gram. d'urine, on n'emploie que 25 ou 30 gram. de l'injection. Mais, aux injections proprement dites, la plupart des chirurgiens ont, avec Guyon, substitué les instillations. On les pratique, en instillant de 1 à 4 ou 5 gram. du liquide modificateur;

cette dose suffit pour qu'il vienne en contact avec les lésions, lesquelles existent surtout, nous le savons, dans la région du trigone et de l'orifice uréthro-vésical. On devra toujours employer les solutions à la température du corps.

### DES DIVERS AGENTS ANTISEPTIQUES EMPLOYÉS

Ambroise Paré injectait de l'huile de jusquiame, et faisait des lavages avec une infusion de plantain dans laquelle il avait fait dissoudre «quelques trachisques de Gordon».

*Acide borique.* — Pour Constantin Paul, il est peu antiseptique et il faut 7 gram. 50 pour arrêter la putréfaction. Guyon l'a employé contre les suppurations ordinaires de la vessie, dans la proportion de 4 %, mais il l'a abandonné dans le traitement de la tuberculose vésicale, et avec le chirurgien de Necker la plupart des auteurs lui attribuent une mince valeur.

*Acide phénique.* — D'après Parot et Hippolyte Martin, la solution à 3 % a une action antibacillaire modérée, mais la vessie supporte difficilement la solution au millième, il n'y a donc rien à attendre de cet agent très irritant pour la muqueuse uréthro-vésicale, comme il l'est pour la conjonctive et pour la muqueuse rectale.

*Acide lactique.* — Il a été employé utilement contre la tuberculose de la peau (Masetig et Hering), mais à un degré de concentration très élevé (1/2-1/3). Dans sa thèse, Paris 1890, Greiwer cite des observations de malades à qui on instilla tous les jours ou tous les deux jours 20 ou 30 gouttes de solution variant de 1 à 5 % sans autres résultats que de vives douleurs.

Naphtol et naphtol camphré. — L'addition de 0 gram. 50 centigram. de naphtol B à un titre de solution boriquée à 3 % exerce une action efficace dans bien des cas de suppuration vésicale ; il n'en est plus de même dans la tuberculose. Quant à l'emploi du naphtol camphré recommandé par Perier à la dose de cinq gouttes tous les six ou sept jours, il n'a pu donner de bons résultats, il provoque de vives douleurs.

*Nitrate d'argent.* — Cet agent, qui était regardé par Mercier comme le baume de la cystite blennorrhagique, et sur lequel Guyon a expérimenté largement, est préjudiciable à la vessie tuberculeuse. M. Guyon conclut : « rien n'est, en effet, plus mal supporté, et rien ne réussit aussi bien à aggraver la maladie que ces instillations, et ce signe suffit souvent pour attirer l'attention sur une tuberculose vésicale dont on soupçonnait le diagnostic». En fait, les instillations de nitrate d'argent, même à la dose de 1 pour 500, exacerbent les douleurs et provoquent souvent des hématuries abondantes.

*Iodoforme.* — L'iodoforme passe, depuis quelques années, comme un agent antibacillaire puissant, et, bien que Liébert, Kœnig, Télanus, lui dénient ses propriétés, on l'emploie couramment pour saupoudrer les ulcérations tuberculeuses, on l'utilise en injections huileuses ou éthérées dans le traitement des abcès froids. Frey conseille une émulsion au 1/3, dont on injecte 5 ou 10 gram. dans la vessie. Chandelux (de Lyon) a cité quelques résultats heureux, mais dans des cas de cystite purulente non tuberculeuse ; il l'employait en solution éthérée au 1/10 dont il injectait de 5 à 10 gouttes. L'évaporation rapide de l'éther produit une distension considérable de la vessie, et pour cette raison la solution éthérée doit être abandonnée dans la cystite tuberculeuse.

M.Tédenat a employé plusieurs fois l'huile iodoformée ou des émulsions au 1/3 avec des résultats médiocres.

*Sublimé corrosif.* — Le sublimé passe depuis quelques années, pour le microbicide le plus puissant. En ce qui concerne son action sur le bacille de Koch, Parot et Hippolyte Martin disent, en 1885, que, à la dose de 1 milligr., il n'a jamais détruit l'agent tuberculeux. Caze et Simon mélangent pendant quarante-huit heures du sublimé avec des crachats tuberculeux et injectent ce mélange sous la peau de cobayes; dans ces conditions, le sublimé semble entraver quelque peu l'évolution tuberculeuse. Yersen trouve qu'après 10 secondes de contact avec une solution au millième les germes tuberculeux sont détruits. Après expériences, Burrel, Cocker, Hager, concluent à l'action antibacillaire du sublimé. C'est à M. Guyon que revient l'honneur d'avoir appliqué le sublimé au traitement de la tuberculose vésicale. En 1889, il employait des solutions au 20 millième pour faire de grands lavages, utilisant au besoin l'anesthésie chloroformique pour calmer les douleurs; les résultats étaient médiocres ou mauvais, ce que Guyon attribue à l'action malfaisante de la distension vésicale. Aussi Guyon emploie-t-il maintenant les instillations de solutions de 1 à 5 p. 1000. Au début, il instille 15 à 20 gouttes tous les deux ou trois jours ; si elles sont bien supportées, il augmente la quantité jusqu'à pousser 4 ou 5 gram.

Cette méthode a été employée avec succès par M. Pousson (de Bordeaux), et M. Tédenat en est partisan, seulement il commence par des solutions plus diluées, 1 p. 10,000, et n'atteint la concentration à 1 ou 2 p. 1000 qu'après plusieurs séances. Sous l'influence de ces instillations, on voit souvent l'urine s'éclaircir, la miction devenir beaucoup moins fréquente, beaucoup moins douloureuse, les hématuries disparaître. Ce résultat ayant été obtenu, il suffit souvent pour le maintenir de pratiquer une instillation tous les sept ou huit jours. Il est des malades chez lesquels M. Tédenat a vu des améliorations si grandes et déjà si anciennes qu'on peut presque croire à une véritable guérison (Obs. n° ix et Obs. de i à vi).

A côté des instillations antiseptiques dont nous venons de voir le but et le résultat, il y a des injections plus spécialement destinées à calmer la douleur ; on conseille, dans ce but, le chlorhydrate de morphine, le chlorhydrate de cocaïne; ces agents peuvent être absorbés par la muqueuse vésicale ulcérée et donner lieu à de dangereuses intoxications. On a cité des cas de mort, à la suite d'injections de cocaïne employées dans le but de supprimer les douleurs du cathétérisme ou de la lithotritie.

L'antipyrine, en solution de 1 à 5 %, peut être utilisée avec quelques profits, à cause de ses propriétés à la fois anesthésiques, antiseptiques et décongestionnantes. M. Tédenat l'a utilisée avec grands profits dans l'uréthro-cystite blennorrhagique. Que vaudrait-elle dans la tuberculose vésicale ? nous l'ignorons, mais peut-être pourra-t elle trouver sa place à côté des instillations de sublimé, qui à l'heure actuelle constituent une médication utile entre les mains du chirurgien qui sait les employer avec prudence et discrétion.

## TRAITEMENT CHIRURGICAL.

Dans certains cas, les instillations, soit antiseptiques, soit analgésiantes, ne donnent pas de résultats ; il arrive même que le simple passage d'une sonde en caoutchouc provoque de très vives douleurs.

La chirurgie a donc essayé d'intervenir, et il paraîtrait que les Egyptiens pratiquaient diverses opérations, dont la nature et l'existence sont quelque peu problématiques.

A l'heure actuelle, le traitement chirurgical peut être divisé en palliatif et curatif.

*Palliatif.* — Nous savons que la distension vésicale est la cause principale des souffrances ; pour la supprimer, il n'y a qu'à assurer un écoulement facile à l'urine au fur et à mesure qu'elle arrive dans la vessie. Pour cela, on peut songer à la surdilatation du col ; ce moyen est impraticable chez l'homme, bien que Guyon et Duplay aient fait fabriquer des dilatateurs à mandrins. Cet instrument, ainsi que le dilatateur d'Oberlander, n'est pas toléré par la vessie tuberculeuse et s'applique tout au plus à certaines contractures du col vésical. Chez la femme, la dilatation peut être faite avec la pince gouttière du professeur Léon Tripier, de Lyon. M. Tédenat l'a employée souvent dans ce but, tantôt après anesthésie générale, tantôt après cocaïnisation de l'urèthre, mais la cocaïne ne supprime pas la douleur. Dans bien des cas, il a pu s'assurer, *de visu*, l'instrument étant en place et dilaté, de la présence de granulations tuberculeuses. Parfois les malades sont soulagés pendant trois ou quatre jours, puis le muscle orbiculaire de l'urèthre reprend sa fonction, et la malade se trouve dans la même situation qu'avant.

Les mêmes résultats peuvent être obtenus par l'introduction extemporanée de bougies de Hégart de plus en plus volumineuses, mais on ne dépassera guère le calibre de 20 millimètres de diamètre. Préférable à la dilatation est la création d'une fistule faisant communiquer la vessie avec l'extérieur (taille suspubienne dans les deux sexes, taille vésico-vaginale chez la femme, taille latéralisée), mais quelle opération choisir ?

Chez la femme, la taille vésico-vaginale est facile à pratiquer et donne une fistule qui occupe la partie déclive de la vessie et répond ainsi au but qu'on se propose d'atteindre. Pour faire l'opération, il suffit d'introduire par l'urèthre une pince à longues branches avec lesquelles on appuie sur la paroi inférieure du réservoir urinaire. En cette position, on écarte les branches et on incise entre elles d'avant en arrière sur la ligne médiane en arrière de l'urèthre (Obs. n° ix) sur une longueur de 2 à 3 centimètres ; l'hémorrhagie est insignifiante, et, si comme cela arrive souvent, la boutonnière tend à s'oblitérer, il est facile de la dilater avec le doigt ou avec des pinces. Dans plusieurs cas, (observations), M. Tédenat a obtenu d'excellents résultats en pratiquant cette opération.

*Taille sus-pubienne.* — Chez la femme, la taille vésico-vagi ·

nale, en tant que méthode palliative, est généralement préférable à la taille sus-pubienne, qui trouve son indication chez l'homme, mais encore dans certaines conditions que nous indiquerons plus tard. La taille sus-pubienne (Obs. n° viii) a l'avantage de l'asepsie plus facile, d'une hémorrhagie plus facile à éviter que dans la taille périnéale ; elle permet, en outre, d'examiner la muqueuse vésicale, de cautériser (fer rouge, acide lactique, chlorure de zinc, etc.), les surfaces malades, de curetter les follicules tuberculeux, mais pour qu'elle soit praticable il faut que la vessie ne soit pas trop rétractée. Dans le cas de rétraction considérable du réservoir urinaire on devra songer à la voie périnéale ; déjà, en 1878, Thompson pratiquait une boutonnière par laquelle il dilatait au maximum l'orifice profond de l'urèthre ; mais les résultats de cette dilatation sont éphémères pour les raisons déjà indiquées, aussi vaut-il mieux inciser le col vésical en pratiquant la taille de Dupuytren ou la taille latéralisée.

Il va sans dire que les précautions antiseptiques les plus minutieuses doivent être prises et qu'une infection secondaire est très à craindre dans les opérations par la voie périnéale. Aussi, avec Guyon, Poncet, Ultzmann, nous pensons que la taille sus-pubienne est l'opération de choix quand la capacité vésicale permet son emploi. Si les lésions ne sont pas trop étendues, on pourra pratiquer le curettage, la cautérisation ignée des lésions ainsi que l'a fait Guyon plusieurs fois et M. Tédenat une fois avec quelque succès. Dans ce cas, le bourrage discret de la vessie avec la gaze iodoformée pourra être de quelque utilité ; on devra veiller à l'asepsie de la plaie et à la permanence de la fistule. La suture de la vessie à la peau répondra à cette indication, mais on pourra néanmoins, dans la suite, être obligé de dilater le trajet fistuleux au moyen de la pince gouttière de Tripier ou de sondes fortement coniques.

# OBSERVATIONS

---

(Extraite de la thèse de M. Maurice Catrou, Paris, 1893.)

Cystite tuberculeuse. — Grande amélioration.

D..., 37 ans. Pas d'antécédents héréditaires.

A eu, à 20 ans, une pneumonie. Quelques hémoptysies.

S'est toujours bien porté dans son enfance.

*Auscultation*. — Côté gauche, inspiration soufflante derrière la clavicule, expiration prolongée.

Côté droit, râles ronflants et sibilants au sommet.

Le malade a des transpirations nocturnes. Amaigrissement considérable.

*Examen des organes génito-urinaires*. — Le canal est libre, rien dans les vésicules. Prostate légèrement indurée.

Toucher rectal douloureux. L'épididyme est dure.

Les urines sont troubles. Réaction acide. Quelques leucocytes. Pas de bacilles de Koch. Bactéries.

Il y a dix-huit mois, le malade ressent une douleur très vive en urinant, il urine de dix à quinze fois par jour.

Il y a huit mois, le malade ressent une douleur très vive en urinant, il urine de dix à quinze fois par jour.

Il y a huit mois, le malade a des hématuries paraissant surtout au commencement de la miction, qui est très douloureuse.

A ce moment, le malade est soumis à un traitement général par l'iodoforme, la créosote, les pilules d'essence de térébenthine. Pas d'amélioration.

A son entrée à l'hôpital, le malade urine tous les quarts d'heure.

4

Hématurie. Douleurs ; pendant les premiers jours, le malade est soumis au traitement général.

Le 28 mars. On commence les instillations de sublimé au cinq millième. Les premières instillations causent de la douleur au malade.

8 avril. Le malade se sent mieux. Les hématuries ont disparu. Il ne souffre plus en urinant. Il n'urine plus que toute les demi-heures. Cependant le malade accuse un peu de douleur quand il est levé.

La quantité des mictions augmente après les repas.

Les instillations sont portées à 1/3000.

15. Le malade ne ressent plus de douleurs et les mictions ne se font plus que toutes les heures. Les urines sont moins troubles et le dépôt est moins considérable. L'appétit revient. Les forces augmentent. La vessie, à ce moment, admet le contenu de la seringue à instillation.

Le malade quitte l'hôpital, le 20 avril, très amélioré.

Il revient tous les deux jours à la Clinique pour qu'on lui fasse des instillations.

### OBSERVATION II.

(Extraite de la thèse de M. Maurice Catrou, Paris, 1893.)

Cystite tuberculeuse. — Grande amélioration.

H..., 31 ans, gardien de la paix.

Pas d'antécédents héréditaires tuberculeux.

*Antécédents personnels.* — Le malade a eu, à 8 ans, une fluxion de poitrine. A 17 ans, une pleurésie gauche. A la suite de sa pleurésie, le malade a eu des hémoptysies assez considérables. Il tousse beaucoup et a maigri depuis six mois. Pas de blennorrhagie. Le début de la maladie date d'un mois à peu près, la maladie a commencé par une hématurie survenant à la fin de la miction. Les jours suivants, le malade urine toutes les demi-heures et souffre en urinant.

Entre à l'hôpital le 28 février 1893.

A son entrée, le malade urine du sang après les mictions, qui sont très douloureuses et se répètent toutes les cinq minutes.

*Examen bactériologique de l'urine.* — Réaction acide. Dépôt peu abondant. Quelques bactéries isolées. Bacilles tuberculeux très nombreux.

A l'auscultation, on entend des bruits de frottements à la base du poumon gauche. Au sommet, on entend une inspiration rude et expiration prolongée. Quelques bruits de craquements.

L'état général est satisfaisant ; le malade, quoique ayant maigri, a conservé sa force. L'appétit est bon.

La vessie est douloureuse par le toucher rectal. La prostate est grosse, légèrement bosselée, surtout à gauche. Quelques noyaux dans les vésicules. Epididyme bosselée. Distension 80 gram. On commence par lui faire des lavages de sublimé à 1/5000 pendant huit jours sans obtenir de résultats.

Le 4 mars, on commence les instillations de sublimé à 1/5000.

Le 12 mars, le malade n'urine plus de sang. Les mictions ne sont plus douloureuses et ne se renouvellent que toutes les demi-heures. On lui fait des instillations à 1/3000.

Le 16 mars, le malade sort de l'hôpital très amélioré. Les urines ne sont plus troubles. La miction n'a lieu que toutes les heures. La nuit, il n'urine que deux ou trois fois. A sa sortie, la distension est de 280 gram.

### OBSERVATION III.

(Extraite de la thèse de M. Maurice Catrou, Paris, 1893.)

Cystite tuberculeuse. — Amélioration.

G..., gendarme, 42 ans.

Pas d'antécédents héréditaires. Père et mère bien portants.

*Antécédents personnels.* — A eu une bronchite en 1892. Depuis ce temps, le malade tousse beaucoup.

Le début de la maladie remonte à environ quatre mois. Le 15 décembre 1892, il urine 30 à 40 fois par jour, autant la nuit. Le malade entre à ce moment à l'hôpital militaire pour se faire soigner.

On commence à lui faire des lavages au sublimé, et on lui institue un traitement général. Quelques jours après son entrée, il se déclare une pneumonie grave pendant laquelle on est obligé de suspendre le traitement de sa cystite. Le malade guérit de sa pneumonie et part en congé de convalescence pendant deux mois.

Pendant son congé, les douleurs, en urinant, ne font qu'accroître. Le malade a quelques hématuries, et les mictions sont de plus en plus fréquentes.

Le 20 mars 1893, il entre à l'hôpital Necker.

A ce moment, il se plaint de grandes douleurs. Les mictions sont fréquentes surtout la nuit et sont suivies d'hématuries.

*Toucher.*— La prostate et les vésicules séminales sont atteintes par la tuberculose. La vessie est douloureuse au contact. Sensibilité. A la distension, 250 gram.

*Examen bactériologique de l'urine.*—Urine trouble. Dépôt abondant. Quelques bactéries. Beaucoup de bacilles de Koch.

23 mars. On commence les instillations de sublimé à 1/5000.

1er avril. Le malade se sent mieux. Les douleurs tendent à disparaître, les hématuries sont moins fréquentes, et le malade n'urine plus que 15 fois dans les vingt-quatre heures.

10. Le malade sort très amélioré de l'hôpital.

Les douleurs ont complètement disparu, il n'a plus d'hématuries. Les mictions ne reviennent que toutes les deux heures.

OBSERVATION IV.

(Extraite de la thèse de M. Maurice Catrou, Paris, 1893.)

Très grande amélioration.

M..,, 34 ans. Tuberculose génito-urinaire. Cystite remontant à 6 mois. Avant tout traitement: 30 mictions dans les vingt-quatre heures. Capacité vésicale 70 gram. Mictions douloureuses, urines troubles et contenant un dépôt purulent abondant; des lavages sont d'abord faits et ne font qu'aggraver l'état, qui se modifie rapidement quand on leur substitue les instillations ; au bout de deux mois de traitement, 6 à 8 mictions au bout de vingt-quatre heures. Capacité vésicale, 260 gram. Douleurs nulles, urines claires. Le bacille de Koch n'a pas été trouvé; on a rencontré la bactérie pyogène. Le malade a été revu dix mois après sa sortie de l'hôpital ; son état se maintenait.

OBSERVATION V.

Communiquée par M. le professeur Tédenat.

Cystite tuberculeuse. — Hématuries répétées. — Instillation de sublimé
corrosif (1/1000). — Très grande amélioration persistant depuis trois ans.

Jules S..., bijoutier, âgé de 26 ans. Père mort tuberculeux (phtisie pulmonaire) ; mère morte en huit jours avec des symptômes ty-
phoïdes ; un frère mort de méningite à l'âge de 9 ans. Sujet délicat,
s'enrhumant facilement. Pas de blennorrhagie, pas d'excès génitaux.
Depuis un an, accidents vésicaux. D'abord mictions fréquentes (8-10
fois la nuit comme le jour), douloureuses, sensation pénible de brûlure, de pesanteur à l'hypogastre, au gland. Trois fois hématurie
abondante durant deux jours, cinq jours ; fréquemment quelques
gouttes de sang à la fin de la miction. Le goudron, l'essence de térébenthine, les suppositoires morphinés, n'ont produit aucune amélioration.

Le malade entre dans le service de M. Tédenat, le 8 mai 1891.
Maigre, peu musclé, mange peu, dort mal la nuit à cause des mictions très fréquentes (de 10 à 15 fois la nuit, 15 à 20 fois le jour).
Léger dépôt purulent dans l'urine, où après de nombreux examens
on trouve quelques bacilles de Koch. Prostate un peu tuméfiée avec
trois nodules durs, irréguliers sur son lobe gauche. Vésicules, séminales épaissies, sensibles à la pression du doigt. Testicules et épididymes sains. Sommet du poumon gauche un peu induré avec quelques craquements et expiration saccadée.

Après lavages de l'urèthre avec la solution de sublimé corrosif à
1/40,000, faits tous les matins pendant cinq jours, le cathétérisme
est pratiqué avec une bougie à boule n° 24, il provoque de vives douleurs au col vésical, la pression sur la paroi postérieure de la vessie
est très douloureuse. Instillation de 20 gouttes de solution de sublimé
à 1/1000. Ces instillations répétées tous les deux jours, du 14 mai au
10 juin, diminuent la fréquence des mictions, qui se réduisent à 3 ou
4 fois tant la nuit que le jour. L'urine s'éclaircit et le sang, après la
miction, disparaît.

Depuis cette époque, le malade a vécu au grand air, prenant quatre cuillerées à soupe par jour, d'huile de morue créosotée. Une instillation de sublimé à 1/1000 a été faite tous les deux jours jusqu'en janvier 1892. L'amélioration est toujours très grande ; l'urine est claire avec un vague nuage à certains jours, la miction se fait sans douleur 5 ou 6 fois par jour, une ou deux fois la nuit.

L'état de la prostate n'a pas varié. (Examen du malade par M. Tédenat en juillet 1894).

### OBSERVATION VI.

Communiquée par M. le professeur Tédenat.

Cystite tuberculeuse. — Cavernes prostatiques constatées par le cathétérisme. — Abondant dépôt purulent de l'urine. — Lavages vésicaux au sublimé 1/20000 suivis d'instillations de sublimé 1/2000. — Amélioration considérable.

Louis C..., 19 ans, cultivateur (D<sup>r</sup> Laforêt de Sainte-Eulalie), entré le 9 novembre 1892).

*Antécédents héréditaires.* — Rien de particulier.

*Antécédents personnels.* — Rien de particulier. Pas de blennorrhagie.

*Début.* — Il y a 7 ans, sans cause connue, hématurie qui a duré 5 à 6 ans ; le sang était uni à l'urine : pas de caillots. L'hématurie a cessé spontanément, sans traitement. A cette époque, pas de douleur, 5 à 6 mictions le jour, pas de mictions la nuit.

2 mois après, augmentation de la fréquence des mictions : 1 à 2 mictions la nuit : mêmes troubles.

Depuis cette époque, sans cause connue, de temps en temps l'hématurie a reparu, le sang était uni à l'urine, quelquefois petits caillots à la fin de la miction ; l'hématurie durant 1 jour, 2 jours, 4 jours, cessation spontanée.

Il y a 5 ans, douleurs au début de la miction, pendant et surtout après la miction, siégeant à l'hypogastre et à la base du gland.

Fréquence de plus en plus considérable des mictions.

Douleurs rénales depuis 7 à 8 mois.

Amaigrissement assez marqué.

ÉTAT ACTUEL. — 1° *État général.* — Expiration prolongée et soufflante, sommet droit et en arrière athérome de radiales.

2° *État local.* — Pisse 8 à 10 fois par jour, 15 fois la nuit, douleur
au début de la miction, pendant et surtout après la miction, siégeant
à l'hypogastre, dans le canal et à la base du gland, prostate bosselée.

Urine 1250 gram. Acide D. 1012. Urée 13,9 par litre.

Deux doigts de pus au fond du bocal ; urines louches au-dessus du
sujet, examen bacillaire négatif.

Le bout de la sonde de Thompson est fortement dévié par la
prostate hypertrophiée.

On sent, pendant le cathétérisme, des intervalles caséeux prostatiques.

Au toucher rectal, la prostate forme un relief très net. Les vésicules
séminales paraissent saines. La partie inférieure de la vessie est un
peu douloureuse au toucher.

Douleurs à la pression des deux régions lombaires, pas de tuméfaction appréciable.

*Traitement.* — 15 novembre. Huile de foie de morue. Salol,

Lavages de la vessie au sublimé à 1/20000.

Instillation sublimé 1/2000 (injecté 6 gram. de cette solution).

16. Pas de douleur à la suite de l'injection.

18. Nouveau lavage, instillation.

20. Pisse 10 fois le jour, 15 fois la nuit.

26 Nouveau lavage, instillation.

28. Pisse 12 fois la nuit, 8 fois le jour.

Dépôt purulent moins abondant au fond du vase. — Plus de
douleurs.

30. Nouveau lavage, instillation.

2 décembre. Lavage, instillation.

3. Rien dans la journée, pissé toutes les 20 minutes. Dans la nuit,
9 fois seulement sans douleur.

7. Lavage, instillation.

9. Lavage, instillation.

10. Pissé 10 fois le jour, 7 fois la nuit sans douleur.

Très peu de dépôt purulent au fond du vase. — Bon état général.

11. Lavage, instillation.

13. Lavage, instillation.

16. Lavage, instillation.

18. Pissé 8 fois le jour, 8 fois la nuit.

21. Lavage, instillation.

23. Lavage, instillation.

26. Lavage, instillation.

30. Lavage, instillation.

3 janvier. Urines, 1700 gram.; D. 1016; urée par litre 11,3. — Simple liséré purulent au fond du vase. Examen bacillaire négatif.

5. Lavage, instillation.

7. Pissé 7 fois le jour, 8 fois la nuit. Urines claires.

10. Lavage, instillation.

11. 39°,2; 37°,5. Douleur au niveau des reins, plus de pus dans l'urine.

12. 38°,8; 37°,1. Suspendez salol, plus de pus dans l'urine.

13. 38°; 37°,3. Pisse 7 fois le jour, 3 fois la nuit; le pus est revenu dans l'urine

15. Lavage, instillation; vessie plus tolérante.

16. Pisse 6 fois le jour, 7 fois la nuit; demi-doigt de pus au fond du bocal.

17. Lavage, instillation.

19. Lavage, instillation.

21. Lavage, instillation.

24. Lavage, instillation.

26. Lavage, instillation.

28. Pisse 5 fois le jour, 4 fois seulement la nuit; demi-doigt de pus au fond du vase.

31. Lavage, instillation.

2 février. Lavage, instillation.

4. Pisse 3 fois le jour, 10 fois la nuit.

5. Lavage, instillation.

9. Lavage, instillation.

11. Lavage, instillation.

13. Lavage, instillation.

19. Lavage, instillation.

21. Pisse 6 fois le jour, 10 fois la nuit; simple liséré de pus au fond du vase.

23. Lavage, instillation.

26. Lavage, instillation.

27. Pisse 11 fois la nuit, 6 fois le jour, sans douleur ; plus de dépôt au fond du vase.

2 mars. Lavage, instillation.

9. Lavage, instillation.

16. Lavage, instillation.

18. Le pus augmente dans l'urine, hématurie, douleurs rénales, fréquence plus grande des mictions.

29. Lavage, instillation.

30. Lavage, instillation.

3 avril. Plus de pus dans l'urine.

Sorti de l'hôpital le 14 avril.

Pisse 5 fois le jour, 8 fois la nuit, 1/2 travers de doigt de pus dans le bocal.

OBSERVATION VII.

(Extraite de la thèse de M. le Dr Auguste Roursier.)

Communiquée par MM. Hallé et Hartmann.

Tuberculose vésicale ; incision périnéale et dilatation. — Amélioration.

Bou..., âgé de 40 ans, entre salle Saint-Vincent, lit n° 7 (service de M. Guyon), le 6 juillet 1885 et en sort le 15 août.

Pas d'antécédent tuberculeux héréditaire, ni personnel.

Sa santé antérieure a toujours été très bonne.

Il y a deux ans, il a souffert d'un point de côté à gauche et d'une douleur dans le rein du même côté, il n'a pas cessé son travail à cette époque, et ne peut donner aucun renseignement précis sur son état à ce moment.

Les accidents du côté des voies urinaires ont débuté il y a dix-huit mois. Auparavant il avait toujours uriné facilement et n'avait jamais eu de blennorrhagie.

Il a commencé à souffrir dans la verge en urinant, puis peu de temps après il a pissé du sang. L'urine était tout entière colorée en rose ; les dernières gouttes étaient beaucoup plus rouges.

La marche, la fatigue, n'ont qu'une influence peu nette sur les symptômes. Elles paraissent cependant les aggraver plutôt un peu.

Depuis ce moment, fréquence, douleur, hématurie, ont persisté constamment à un degré variable. Il y a eu cependant, en mars dernier, une intermittence complète dans la maladie.

*État actuel.* —.La fréquence des mictions est extrême, le malade est obligé d'uriner, jour et nuit, toutes les dix minutes environ; c'est le soir qu'il urine le plus fréquemment.

Les douleurs sont des élancements très aigus dans la verge, au début et à la fin de la miction, souvent elles sont plus fortes au début.

Il ne vient que quelques gouttes d'urine à la fois, elles sont habituellement teintées en rose, laissant un dépôt purulent peu abondant, mêlé à de petits caillots que le malade compare à des morceaux de chair.

En faisant uriner dans deux verres, c'est le second qui est coloré de sang.

L'urèthre antérieur est sain. La portion membraneuse résiste à l'explorateur à boule. A l'explorateur métallique, pas de prostate; on entre de suite dans la vessie, et on bute aussitôt contre sa paroi postérieure, elle est très petite, l'exploration est très douloureuse; il n'y a point de calcul.

La prostate n'a rien au toucher rectal.

Le testicule gauche est atrophié, mais il a toujours été ainsi ; dans l'épididyme droit on sent une petite induration peu nette.

Les reins ne sont pas douloureux.

Les poumons paraissent sains. Il n'y a qu'un peu de submatité et d'obscurité de la respiration au sommet droit.

Le malade est pâle, amaigri, a l'aspect d'un tuberculeux.

Dès son arrivée, il est mis au repos, au lait, aux suppositoires et aux révulsifs sur l'hypogastre sans aucun résultat.

La morphine en injection calme la douleur pendant quelques jours, mais ne produit plus d'effet après huit jours.

20 juillet. La cystite est toujours très douloureuse. Sa vessie est très petite, elle se contracte presque continuellement. Les envies d'uriner surviennent toutes les vingt minutes. L'exploration de vessie détermine des douleurs internes qui font crier le malade et le font tordre sur son lit.

Les urines examinées, au point de vue bacillaire, par M. de Gennes, dénotent la présence de ce bacille et viennent confirmer le diagnostic qui avait été posé, de cystite tuberculeuse.

23. M. Guyon fait l'incision périnéale, qui apporte quelque soulagement au malade. Celui-ci sort de l'hôpital le 15 août. Il urine toutes les demi-heures pendant le jour, un peu moins souvent la nuit ; les douleurs n'existent plus. La quantité d'urine est d'un litre trois quarts ; elle laisse un dépôt purulent assez abondant.

### OBSERVATION VIII.

(Extraite de la thèse de M. le Dr Auguste Boursier.)

Communiquée par M. Hartmann.

Tuberculose de la vessie. — Crises douloureuses. — Constatation des bacilles.
Taille hypogastrique. — Amélioration.

T..., Clément, 24 ans, peintre, salle Saint-Vincent, n° 23 (service de M. le professeur Guyon).

*Antécédents héréditaires* nuls.

*Antécédents personnels*. — Pas de scrofule dans son enfance. Pas de blennorrhagie antérieure. Scarlatine dans l'enfance. Fièvre typhoïde à 10 ans.

Avant d'avoir les premiers symptômes de la maladie, il était resté un an et demi sans avoir de rapports avec une femme.

Depuis un an et demi les envies d'uriner sont plus fréquentes que normalement, et les dernières gouttes d'urine sont sanguinolentes. Cependant il n'y a jamais eu d'hématurie à proprement parler. En même temps les urines se sont un peu troublées. Le malade, qui était alors dans les dragons, se présenta à la visite de santé, et on refusa de le faire entrer à l'infirmerie. Il monte encore à cheval pendant deux mois et entre enfin à l'hôpital. On le traita par le passage de sondes de Béniqué. A ce moment, les douleurs, qui jusqu'ici n'avaient été que très faibles, augmentèrent beaucoup d'intensité. Ces douleurs, très vives, apparaissaient au moment des dernières gouttes d'urine et se continuaient pendant les quelques instants qui suivaient la miction. Il ne pissait plus de sang, mais les urines étaient toujours troubles, surtout à la fin du jet ; il urinait 15, 20 fois la nuit, 30 à 40 fois le jour.

Le mars 1884, on l'envoya au Val-de-Grâce. Là, M. Servier lui appliqua successivement des vésicatoires et des sangsues au périnée et lui fit des instillations de nitrate d'argent à 1 pour 150. Son état ne s'améliora pas, et en mai 1884 il commença à avoir des crises douloureuses. Ces crises, qui durent une demi-heure à trois quarts d'heure, deux heures même, se répètent quelquefois à diverses reprises dans la journée. Elles se produisent à l'occasion d'une miction: dans quelques cas elles sont annoncées par une sensation de chaleur au niveau du gland. Le début de la miction se fait bien ; mais à un moment il lui semble qu'il se fait une contraction douloureuse de la vessie ; il essaie de se retenir, mais en vain. Une urine boueuse sort alors suivie d'un peu de sang. En même temps des douleurs très vives, des plus aiguës, que le malade compare à l'ouverture de la verge avec le bistouri et qui lui arrachent des cris, se font sentir au niveau du méat. Dans le même moment, la verge se gonfle, comme si elle entrait en érection, et ce n'est qu'au bout d'un certain temps qu'elle se dégonfle, se crispe, et c'est alors que les douleurs cessent.

*État actuel.* — 27 janvier. Malade amaigri, ayant un faciès qui exprime la souffrance.

Mictions fréquentes, douloureuses. Par moments, crises excessivement douloureuses, quelquefois il se sent le besoin d'uriner, mais il ne peut le satisfaire immédiatement, il n'a alors qu'à tousser un peu et l'urine sort.

Rien aux testicules.

Au toucher rectal, la prostate ne paraît pas augmentée de volume; mais on y sent à droite et à gauche et surtout à gauche quelques petites bosselures. La vésicule droite contient un noyau. La pression de la paroi antérieure du rectum est très douloureuse et provoque des douleurs jusque dans l'extrémité de la verge, en même temps qu'un besoin d'uriner.

Douleur à la pression dans la région lombaire droite.

Rien aux poumons.

Suppositoires morphinés, cataplasmes. Huile de foie de morue. Morphine en injection.

13. Dort un peu avec une demi-seringue de morphine le soir. Cependant dans la nuit il a eu des crises assez douloureuses.

16. Aujourd'hui, deux crises très douloureuses. Une seringue et demie de morphine.

18 et 19. Pas de crise. Urine dans la journée deux litres et demi d'urine. Dans le fond du vase, pus.

20.. Tuméfaction de la région parotidienne droite. Il y a sept mois, a eu une tuméfaction analogue qui a disparu en quarante-huit heures.

21. Pas de crise. La tuméfaction parotidienne a diminué.

22. Le soir, crise assez violente.

26. Cette nuit, a eu de petites crises et urine deux litres et demi sans dépôt purulent ; mais les urines sont teintes de sang.

29. 1,800 gram. d'urine, dépôt purulent. Plus de trace de tuméfaction parotidienne, ne prend plus qu'une piqûre de morphine.

30. A souffert un peu ; mais pas de véritable crise.

31. Crise assez forte suivie d'un peu de sang pendant un quart d'heure.

3 février. Douleurs en urinant, dans la nuit pas de véritable crise.

5. Douleurs pendant trois heures dans la nuit.

8. 2,800 gram. d'urine. Pas de vraies crises, mais douleur s'accompagnant d'expulsion de très petite quantité de sang.

28. Le malade demande à sortir, l'état est un peu amélioré, il n'a que de très petites crises. On lui prescrit un traitement général.

Il a des alternatives de bien et de mal.

Au mois de juin, il maigrit, perd l'appétit et a une fièvre irrégulière.

Il revient à l'hôpital à la fin de juin.

A cette époque, il urine toutes les demi-heures en moyenne, plus souvent parfois. Il ressent des douleurs très fortes à chaque miction, et à la fin il accuse des douleurs qui s'irradient dans la verge et le fondement.

Il a, en dehors des mictions, des crises, de fortes douleurs.

Il souffre plus quand il se lève que lorsqu'il est au lit; aussi passe-t-il une partie de ses journées au lit.

Les urines sont troubles et laissent un dépôt purulent ; elles ne contiennent pas de sang. A l'examen, M. de Gennes trouve de nombreux bacilles qui viennent confirmer le diagnostic de cystite tuberculeuse. Les poumons n'ont aucune lésion.

8 juillet. M. le professeur Guyon se décide à faire la taille hypogastrique.

Sous l'influence de cette opération, le malade a eu une très grande amélioration. Les douleurs ont cessé, l'appétit est revenu et le malade a même engraissé.

Communiquée par M. le professeur Tédenat.

(Salle Desault, n° 19)

Cystite tuberculeuse. — Mictions douloureuses toutes les cinq minutes — Taille vésico-vaginale. — Suppression des douleurs.

A..., Ernestine, 45 ans, domiciliée à A... D<sup>r</sup> Arrivat. Entrée le 23 janvier.

*Antécédents héréditaires.* — Rien de particulier.

*Antécédents personnels.* — Pas de maladie particulière, mais a toujours été anémique et de constitution assez frêle.

Réglée à 13 ans, toujours régulièrement. Règles peu abondantes. Durée de 4-5 jours. Douleur reins et bas-ventre le jour qui les précédait. Pertes blanches dans l'intervalle. Quatre grossesses, la dernière date de sept ans. Deux accouchements au huitième mois. Œdème des jambes au cours des grossesses. Ménopause depuis trois ans, depuis lors pertes blanches continuelles.

*Début.* — Remonte à 8 mois. Sans cause appréciable, mictions devinrent fréquentes et douloureuses. Bientôt la malade en arriva à pisser toutes les cinq minutes jour et nuit avec sensation de brûlure au cours des mictions. Les urines devinrent troubles avec dépôt purulent, et cet état se continua jusqu'à l'entrée à l'hôpital. A 3-4 reprises il se produisit, à la fin des mictions, un peu d'hémorrhagie avec expulsion douloureuse de petits caillots.

Enfin la malade prétend avoir ressenti depuis 4-5 ans quelques crises de coliques néphrétiques (?) dont la dernière remonterait à 3-4 mois. Il y aurait eu émission de petits graviers.

La malade a toujours pissé aussi souvent le jour que la nuit, et le repos n'améliorait pas son état. L'écoulement presque continuel de l'urine a produit un gonflement œdémateux des grandes lèvres, qui sont actuellement rouges, excoriées et couvertes de dépôts phosphatiques ; intertrigo.

A l'entrée, la malade pisse toutes les cinq minutes jour et nuit. Pas de sang. Sensation de brûlure pendant la miction. Besoin impérieux. Urines troubles, dépôt purulent de deux travers de doigt. Douleurs dans la région des reins.

Dépérissement progressif de la malade. Situation rendue intolérable du fait de la fréquence et de la douleur des mictions.

En raison de l'irritation des parties génitales externes, l'examen est rendu très difficile par suite de la douleur qu'il provoque.

Le méat est très rouge ; l'urèthre très rétréci et l'introduction d'une sonde presque impossible. Pas d'onanisme.

On prescrit : injections créoline et application de vaseline boriquée.

27. La malade perdant pour ainsi dire ses urines, il est très difficile d'en recueillir.

L'analyse de 94 centim. cubes donne : Densité 1020. Réaction alcaline. Sucre 0. Albumine $2^{gr},80$. Urée par litre 18 gram. (les urines sont purulentes).

28. Urines 150 centim. cubes. Alcalines ; urée 12,3.

8 février. Rougeur des grandes lèvres à peu près complètement disparue ; l'urèthre est devenu perméable. On veut le dilater, mais la douleur est tellement vive que l'on est obligé d'anesthésier la malade. La vessie, explorée, se montre très réduite, ratatinée et ne renferme pas de calculs.

Pour mettre fin à l'état misérable procuré à la malade par le besoin douloureux d'uriner péniblement toutes les cinq minutes jour et nuit, on pratique une taille vésico-vaginale. La pince-gouttière de Tripier, introduite par l'urèthre, vient faire saillir la paroi vaginale de la vessie, où l'on incise au bistouri sur une étendue de 2-3 millim.

Le doigt, introduit dans la vessie par cette boutonnière vésico-vaginale, a de la peine à se mobiliser dans son intérieur, qui atteint à peine le volume d'un œuf de poule et offre une contenance d'une quinzaine de grammes de liquide. On sent des granulations au niveau du col et des uretères. Le résultat de l'établissement de la fistule a été immédiat dès l'après-midi.

9 février. La malade a pu enfin prendre du repos ; les douleurs ont disparu ; la vessie ne fonctionne plus comme réservoir ; l'écoulement de l'urine se fait bien ; la malade est très soulagée et très contente,

Au lieu d'être obligée d'uriner et de souffrir toutes les cinq minutes, elle ne souffre plus, et le bien-être qu'elle éprouve compense largement l'inconvénient produit par l'écoulement continuel de l'urine, inconvénient qui n'en est même pas un ; mieux vaut perdre ses urines continuellement que d'être torturé toutes les cinq minutes par le besoin d'uriner. De plus, la vessie isolée et au repos va pouvoir être traitée maintenant comme atteinte de cystite tuberculeuse. On fait le lavage de la vessie au sublimé à 1/20000 ; inject. 1/2000.

13 février. Bien-être persistant. Sommeil et appétit revenus.

La fistule n'est pas rétrécie.

Lavage sublimé 1/20000, injection petite seringue 1/2000.

Tous les jours, matin et soir injection vaginale à créoline.

17. Sent quelquefois le besoin d'uriner.

19. Lavage et instillation sublimé.

20. La malade sent bien le besoin d'uriner et pisse toutes les demi-heures sans douleur.

22. Souffre un peu en urinant. Lavage sublimé.

23. Dilatation au Tripier de la fistule, qui commençait à se rétrécir. Lavage sublimé.

24. Grâce à la dilatation, la malade perd ses urines, mais ne souffre plus.

26. Sublimé.

1er mars. Sent de nouveau le besoin d'uriner. Peut retenir un peu le besoin de pisser. Ne souffre pas. Se lève un peu.

2. Souffre quelquefois pendant les mictions. Urine toutes les demi-heures dans la journée. Perd ses urines la nuit.

3. Sublimé. Agrandissement de la fistule avec le doigt.

4 Ne souffre pas.

5. Recommence à souffrir un peu.

6. Sublimé. Elargissement de la fistule avec le Tripier.

7. Perd ses urines. Ne souffre plus.

8. *Idem.*

9. La malade a rendu par le vagin un peu de sang avec caillots provenant apparemment de la vessie. Pas de douleur.

10. Sublimé.

Il est bien évident que la malade se remet à souffrir dès que la fistule tend à se refermer, aussi la tient-on ouverte soit en l'élargissant avec le doigt (14. Sublimé), soit avec le Tripier (17. Sublimé).

19. Grâce à l'ouverture de la fistule, la malade perd ses urines, mais ne souffre pas. La malade reste dans cet état, recevant des lavages sublimés avec fistule ouverte jusqu'au 26 mars, époque où elle part inquiète sur le sort d'un de ses enfants malade.

L'état général est considérablement amélioré. La malade a repris, elle ne tousse pas et ne présente pas de signes de tuberculose pulmonaire avéré, néanmoins la respiration se fait mal ; l'expiration est à peu près normale, mais l'inspiration est courte, sèche, rude surtout aux sommets. En somme, la capacité pulmonaire est diminuée, il entre et circule peu d'air.

La malade perd ses urines, mais ne souffre absolument pas, d'autre part les urines que l'on a pu recueillir montrent que la purulence a un peu diminué.

La malade doit faire tenir sa fistule ouverte jusqu'au jour où la cystite tuberculeuse, traitée par le sublimé, sera guérie ou améliorée de façon à permettre à la vessie de reprendre avec tolérance et sans douleur ses fonctions de réservoir urinaire.

# CONCLUSIONS

1° La tuberculose est plus fréquente qu'on ne croit, et est la cause de beaucoup de cystites douloureuses, qui paraissent indépendantes d'elle. Quelques rares tubercules suffisent pour déterminer des mictions très fréquentes et très pénibles.

2° Chez un sujet jeune, les hématuries survenant sans raison appréciable, avec des urines acides et des mictions très fréquentes aussi bien la nuit que le jour, doivent faire penser à la cystite tuberculeuse. La découverte des bacilles, toujours très difficile, n'est possible qu'à la période ulcérative. La constatation de lésions tuberculeuses des testicules, de la prostate, tranchera le diagnostic. L'examen endoscopique pourra donner d'excellents résultats, surtout chez la femme, où il est plus facile et entouré de moindres inconvénients que chez l'homme.

3° Le traitement général a une grande importance. Les instillations de sublimé corrosif produisent souvent d'excellents résultats. Comme opération palliative, on peut recommander, chez la femme, la taille vésico-vaginale; chez l'homme, la taille sus-pubienne quand la vessie n'est pas trop rétractée, la taille périnéale quand la capacité vésicale est très réduite. Par la fistule sus-pubienne on pourra, dans certains cas, agir sur les lésions dans un but de cure radicale, sans d'ailleurs se faire grande illusion sur le résultat qu'on en peut obtenir. Dans tous les cas, par les fistules créées, on continuera les instillations antiseptiques, celles au sublimé paraissant les plus efficaces.

# INDEX BIBLIOGRAPHIQUE

AMBROISE PARÉ. — Lib. XVII, chap. 59.

AMMOND (DE DRESDE). — 1834.

BAYLE. — An XI.

BERMONT. — Montpellier, 1827.

BOURSIER. — Thèse Paris, 1885.

BROCA. — De la douleur dans les cystites et de son traitement chir. Gaz. hebd. de Méd., 1887.

CHANDELUX. — Lyon méd. 1887. Inj. Ether Iodof. dans cystites rebelles.

CIVIALE. — Traité prat. des malad. organes génit.-ur., 1842.

CLADO. — Bull. gén. de thérapeut., 1884.

CONDÈ. — Contribut. étud. trait. cystites par sublimé. Th. Bord. 1892.

CONHEIM. — Tuber. au point de vue infectieux trad. mun. grave, Claye, 1882.

CRUVEILLIER. — Anatomie pathologique, tom. 4.

CORNIL ET RANVIER. — Histologie pathologique.

DUPLAY. — Arch. gén. de méd., 1883.

FERNET. — Du naphtol camphrè. Société thérapeut., Paris 1889.

FERNET. — Contagion de la tuberculose par voies urinaires. Soc. méd. hôp., décembre 1884.

GREIWER. — Thèse Paris, 1890.

GUYON. — Travaux et leçons cliniques, 1885-87-88-92.

GUYON ET ABBARRAN. — Action lymph. Koch. Diagnon. et thérap. tub. génit.-ur Ann. mal. génit.-urin., 1891.

GUEBHARD. — Thèse Paris, 1890.

HACHE. — Thèse, 1884, Paris.

HARTMANN. — Thèse 1887, Paris.

JANI ET WEIGERT. — Archives de Virchow, 1886.

JAMIN. — Article urèthre et vessie. Dict. Jacoud.

JEAN. — Cystite tub., France médicale, avril 1878.

LAENNEC. — 1819.

LARCHIER. — 1827.

LUYS. — Ann. malad. genit.-ur., mars 1893.

MONOD. — Tub. du testicule. Leçons hôp. Necker., tube vessie. Progrès médical. 1879.

PERROUD. — Lyon médical.

PONCET. — Lyon médical.

POUSSON (de Bordeaux). — Intervention chirurgicale dans les tumeurs de la vessie.

RECLUS. — Tuberculose du testicule et contagion de tuberculose, 1876-85.

RICHARD. — Contagion de la tub., Soc. méd. hôp., 27 février 1885.

ROSENSTEIN. — Bacilles dans l'urine. Centralblatt f. d. méd. Wiss. 1883.

TAPRET. — Etude clinique sur tub. vésic., 1879.

TÉDENAT. — Cliniques hôpital sub., Montpellier.

TÉRILLON. — Tuberculose des organes génitaux-urinaires. Progrès méd., 1882, et cystite tuberculeuse. Progrès méd., 1884.

THOMPSON. — Affect. of. the blader., 1879. Trad. par Jamin.

TUFFIER. — Thèse 1885.

VERCHÈRE. — Portes d'entrée de la tub. 1884. Thèse.

VERNEUIL. — Gaz. hôp., 1881. Bullet. soc. anatom., 1884.

VILLIAM. — Parker, New-York, 1850.

YERSIN. — De l'action de q. q. antis. et de la chal. sur bacill. tub, Ann. Institut Pasteur, pag. 60, 1888.

|  |  |
|---|---|
| Vu et permis d'imprimer : | Vu et approuvé : |
| Montpellier, le 24 Novembre 1894. | Montpellier, le 23 Novembre 1894. |
| *Le Recteur,* | *Le Doyen,* |
| A. GÉRARD. | A. MAIRET. |

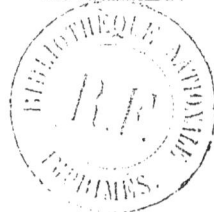

# TABLE DES MATIÈRES

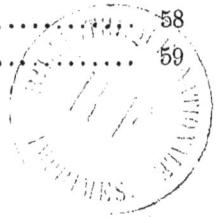

177

www.ingramcontent.com/pod-product-compliance
Lightning Source LLC
Chambersburg PA
CBHW070820210326
41520CB00011B/2032